DOCTEUR YAÏCH DIT JAÏS
DE L'UNIVERSITÉ DE PARIS
ANCIEN EXTERNE DES HOPITAUX

DE

LA CHOLÉDOCOTOMIE

SANS SUTURES

PARIS

Jules ROUSSET
36, RUE SERPENTE

1902

Docteur YAÏCH dit JAÏS
DE L'UNIVERSITÉ DE PARIS
ANCIEN EXTERNE DES HOPITAUX

DE

LA CHOLÉDOCOTOMIE

SANS SUTURES

PARIS
Jules ROUSSET
36, RUE SERPENTE
—
1902

A LA MÉMOIRE VÉNÉRÉE

DE MES GRANDS-PARENTS

A MON PÈRE ET A MA MÈRE

A MES SŒURS

MEIS ET AMICIS

A MON CHER MAÎTRE

MONSIEUR LE DOCTEUR QUÉNU

Professeur agrégé à la Faculté de Médecine de Paris,
Chirurgien de l'hôpital Cochin,
Chevalier de la Légion d'honneur.

A MON PRÉSIDENT DE THÈSE

MONSIEUR LE PROFESSEUR TERRIER

Professeur de clinique chirurgicale,
Chirurgien de l'hôpital de la Pitié,
Membre de l'Académie de Médecine,
Commandeur de la Légion d'honneur.

Avant-propos

Pendant notre dernière année d'externat passée dans le service de M. le professeur Quénu, il nous a été donné d'assister à plusieurs interventions sur les voies biliaires. M. Quénu s'étant occupé particulièrement de la chirurgie du cholédoque nous avons cru bon, sur son conseil, de choisir comme sujet de thèse la cholédocotomie sans sutures. C'est un procédé opératoire qui est à l'ordre du jour, et qui, au point de vue des résultats qu'il a donnés, doit être considéré comme le procédé de choix dans les cas de lithiase cholédoquienne justiciable d'une intervention.

Ce petit travail a pour objet de montrer combien il est préférable de ne pas pratiquer la suture du cholédoque après en avoir extirpé les calculs.

Mais avant d'aborder notre petite étude, qu'il nous soit permis d'adresser ici à nos maîtres le témoignage de toute notre reconnaissance.

Que nos maîtres des hôpitaux d'Alger, les docteurs

Bruch, Battarel, Caussidou, qui ont guidé nos premiers pas, reçoivent ici nos vifs remerciements.

Il nous semble bien difficile d'exprimer comme nous voudrions le faire, à M. le professeur Quénu, nos remerciements. C'est sur ses conseils que nous avons entrepris notre thèse. Nous avons connu et apprécié sa grande expérience clinique et sa sûreté opératoire. Il reste pour nous le modèle de la probité chirurgicale.

Nous sommes heureux d'avoir été admis à remplir les fonctions d'externe dans le service de notre excellent maître le docteur Dreyfus-Brisac. Il fut pour nous plus qu'un maître et il n'a jamais cessé de nous prodiguer ses conseils, nous n'oublierons jamais son brillant enseignement où sans négliger l'étude des problèmes pathologiques, il sut, en s'élevant au-dessus de la clinique hospitalière, nous initier aux difficultés de la pratique médicale. Qu'il reçoive l'expression de toute notre gratitude.

Nous n'oublierons pas le temps malheureusement trop court passé auprès du docteur Triboulet en qualité d'externe.

Que MM. les professeurs Reynier et Schwartz veuillent bien accepter nos remerciements pour avoir bien voulu mettre à notre disposition leurs observations inédites.

M. le professeur Terrier a bien voulu nous faire le grand honneur d'accepter la présidence de notre thèse, qu'il nous permette de lui exprimer notre profonde reconnaissance.

Historique.

Nous n'avons pas pour but ici de faire l'historique de la cholédocotomie telle que l'ont conçue, pour la première fois, Langenbuch et Parkes, en 1884. Nous nous bornerons à citer les différents auteurs qui érigèrent en méthode de choix la cholédocotomie sans sutures. A leur tête doit être inscrit le nom de M. Quénu. C'est après un cas de mort due à une hémorrhagie des voies biliaires ayant engendré des phénomènes graves de cholémie que M. Quénu, signalait, averti par cet insuccès, les dangers de la suture systématique du cholédoque après l'incision de ce canal. Eclairé par cet exemple, M. Quénu se déclarait partisan du drainage du cholédoque, c'est-à-dire de la non-suture du canal commun. Le 24 novembre 1894, il pratiquait pour la première fois une cholédocotomie, en deux temps, sans sutures, avec succès.

C'était un acheminement vers la non-suture d'emblée systématique.

Le 24 avril 1895 à la Société de chirurgie dans une communication, il disait : « Lorsque l'épaisseur des parois

« abdominales jointe à l'hypertrophie du foie et au siège
« sus-duodénal du calcul, apportent une difficulté par trop
« grande à la suture, on peut se dispenser de celle-ci,
« et accepter, de parti pris, la formation d'une fistule bi-
« liaire, qui s'oblitérera vite et spontanément, si la per-
« méabilité du cholédoque est réellement établie. L'opé-
« ration sera faite en un temps si l'on a les moyens de créer
« un isolement suffisant du foyer opératoire. »

La même année en mai 1895, Morison publiait dans les *Annals of Surgery* un travail sur la chirurgie des voies biliaires dans les cas de lithiase.

Il écrivait : « En communiquant neuf cas dans les-
« quels l'opération pour calcul biliaire a été pratiquée sui-
« vant la méthode que j'ai défendue, j'ai essayé de mon-
« trer que le secret du succès dans les interventions pour
« lithiase biliaire était un drainage efficace. »

En 1896, M. Quénu, à la Société de chirurgie, émettait la proposition de laisser le cholédoque ouvert après la cholédocotomie. Stanmore Bishops, chirurgien anglais, faisait publier, en avril 1897 (page 27) dans la *Medical chronicle*, une observation de cholédocotomie sans sutures suivie de guérison. Il ajoutait ceci : « En
« drainant le cholédoque on évite de prolonger une
« opération, on évite de manipuler d'une façon exces-
« sive un canal déjà friable, altéré, et enflammé par l'état
« des lésions, on évite la présence de nouveaux corps
« étrangers : les sutures ; on évite par-dessus tout la ten-
« sion qui s'exerce à l'intérieur du cholédoque contre la
« muqueuse irritée qui tapisse la portion distendue de
« ce canal. » Quant à Kehr dont la grande expérience

en la matière s'impose, il est le partisan irréductible du drainage des voies biliaires (*Munchen. med. Wochensch.*, 1897).

Le 1ʳ décembre 1897 avec la collaboration de son interne M. Claisse, M. Quénu communiquait à la Société de chirurgie son mémoire sur la cholédocotomie sans sutures. Après avoir donné les résultats de 95 observations il conclut ainsi : « La statistique pour les cholédocotomies « avec drainage voulu ou non, donne : 36 guérisons, « 8 morts ; mortalité 18,1 0/0 contre 35,5 0/0 de mortalité « de la cholédocotomie sans drainage. » Depuis cette époque cette question, qui en somme sans être une grosse question de la chirurgie des voies biliaires a cependant une certaine importance, devient à l'ordre du jour. Tous les chirurgiens s'y intéressent et bien qu'elle compte certains adversaires comme M. Michaux, par exemple, ses partisans sont nombreux. Et depuis 1897, tous les ans, des malades guéris après avoir subi la cholédocotomie sans sutures sont présentés à la Société de chirurgie. En 1898, M. Schwartz, M. Quénu présentent plusieurs malades, de même M. Routier.

Les années suivantes M. Quénu a pratiqué soit dans son service soit en ville toujours avec succès un certain nombre de cholédocotomies sans sutures.

MM. Schwartz, Routier, Guinard, Reynier, Picqué tout dernièrement, ont publié des observations très intéressantes de non-suture, qui sont autant de preuves en faveur de ce procédé.

Indications de la cholédocotomie sans sutures.

Les indications de la cholédocotomie sans sutures ne diffèrent en rien de celles de la cholédocotomie idéale. Comme ces dernières, elles se confondent avec les indications générales de l'intervention chirurgicale dans l'obstruction calculeuse du cholédoque.

Quand doit-on intervenir? Tous les cas de lithiase cholédoquienne sont-ils justiciables d'une intervention sanglante? Et d'abord quand y a-t-il obstruction calculeuse? C'est ainsi que l'étude de l'indication de l'intervention nous conduit à l'importante question du diagnostic de la lithiase cholédoquienne. En effet, avant de savoir s'il y a lieu, oui ou non, d'intervenir, il faut d'abord savoir s'il y a un calcul. Cela paraît évident.

Si les chirurgiens ne sont pas tous d'accord sur la nécessité de l'intervention, ils sont unanimes à reconnaître que les cas ne sont pas rares où le diagnostic certain de lithiase cholédoquienne est entouré de difficultés insurmontables. La preuve en est dans le nombre même de laparotomies pratiquées dans ce sens, et qui ont été une véritable surprise pour le chirurgien. Que de fois après être intervenu avec la certitude de trouver des calculs, on avait affaire soit à des néoplasmes de la tête du pancréas, obstruant par compression le libre cours de la bile, soit à des cancers du foie, soit à des cirrhoses biliaires, soit à des néoplasmes du cholédoque lui-même, etc.! Quels sont en effet les éléments de diagnostic? Ce sont la douleur qui caractérise la colique hépatique, la jaunisse généralisée, l'ictère des conjonctives, la présence de bile dans les urines, les fèces décolorées, les démangeaisons dues à l'ictère, l'amaigrissement, etc.

La douleur n'est pas un signe absolument certain de lithiase et aujourd'hui on a une tendance à croire qu'elle est due moins aux frottements, aux éraillures que déterminent les calculs contre la muqueuse des voies biliaires, qu'à l'inflammation de cette muqueuse elle-même, qu'à cette angiocholite qui accompagne toujours la lithiase biliaire. Que de malades éprouvent cette douleur sans être atteints de lithiase, uniquement parce qu'ils ont de l'inflammation angiocholique ou cholédoquienne! Que de malades sont atteints de lithiase pouvant même entraîner de la rétention biliaire, sans pour cela être atteints de coliques hépatiques! Parmi les nombreux exemples d'existence de lithiase biliaire accompagnée d'ictère tenace sans aucune sorte de douleur, nous croyons devoir signaler l'observation inédite (XVIII), toute récente, de M. Quénu. La malade en question avait un ictère foncé, avec décoloration complète des selles, présence de bile dans les urines, c'est-à-dire de la rétention biliaire pendant cinq mois et une semaine sans jamais avoir eu de colique hépatique. Elle était pourtant atteinte de lithiase cholédoquienne car on en eut bientôt la preuve par la cholédocotomie sans sutures que M. Quénu pratiqua avec succès. Mais, dira-t-on, il y a l'ictère qui accompagne cette douleur, ou même lorsqu'il n'y a pas douleur, qui enlève tous les doutes. C'est là une erreur. Il y a des cas de lithiase biliaire sans ictère, ou au moins, sans ictère intense, où les fèces restent colorées. La bile peut filtrer autour du ou des calculs. D'ailleurs cette coloration des tissus, cette teinte jaune des conjonctives, cette présence de bile dans les urines, cette décoloration des matières fécales, c'est là le syndrome général qui caractérise la rétention biliaire. Mais la rétention biliaire n'est pas la résultante nécessaire et constante de la lithiase. Autrement dit il y a d'autres affections qui peuvent engendrer cette rétention, toutes les affections des voies biliaires depuis l'inflammation simple et banale jusqu'au cancer du cholédoque, jusqu'à la cirrhose hépatique. Il y a des tumeurs qui se développent au niveau des organes qui avoisinent le cholédoque et qui par leur volume peuvent comprimer ce canal, constituant ainsi un obstacle à la libre circulation de la bile. Mais, dit-on, il existe un critérium qui permet d'affirmer ou de nier presque à coup sûr l'obstruction calculeuse. Ce critérium, c'est le signe Courvoisier-Terrier qui le fournit, ce signe est basé sur l'état de la vésicule dans les cas de lithiase et dans les cas d'obstruction cancéreuse.

Dans la lithiase la vésicule est atrophiée, recroquevillée en quelque sorte sur elle-même, ratatinée; dans les cas de

— 13 —

néoplasmes, au contraire, elle est augmentée de volume, dilatée, distendue. C'est là sans doute un bon signe et qui permet d'éclairer le diagnostic, mais il souffre un certain nombre d'exceptions. Bien que l'exception confirme la règle il n'en est pas moins vrai que l'attention doit être portée sur ce point. Entre autres observations on pourrait citer celle rapportée par M. Routier à la Société de chirurgie, le 8 juin 1898. C'était un cas où, par l'exploration par le palper, avant l'opération on n'avait pas la sensation d'une vésicule volumineuse. Le jour de l'opération M. Routier trouve une vésicule énorme et explorant la profondeur il sentit une masse résistante et dure qu'il prit pour un cancer. Il fut d'autant plus convaincu qu'il avait affaire à un cancer qu'il venait de constater l'augmentation de volume anormale de la vésicule. Quelques jours après, la mort survint, et à l'autopsie on fut très surpris de trouver des calculs obstruant le cholédoque. Cet exemple démontre surabondamment la gravité du pronostic de la lithiase cholédoquienne et les dangers qui en sont le point de départ quand elle reste méconnnue. Il y a donc un énorme avantage à agir au plus tôt, et l'intervention précoce est la règle que doit appliquer le chirurgien.

« La conclusion à en déduire, comme l'affirme M. Quénu, c'est que dans tous les cas où les signes de rétention biliaire persistant pendant trois mois sans aucune amélioration, permettent de supposer l'existence d'un calcul choléquien, il faut s'en assurer directement par une laparotomie exploratrice.

« C'est une conduite que nous avons suivie dans trois cas douteux, ajoute-t-il; une fois, nous avons découvert et extrait le calcul ; une fois, il s'agissait d'une simple cirrhose, à nous adressée, par notre collègue Chauffard dont la compétence en fait de maladies du foie n'est pas discutable ; une fois enfin, l'oblitération était attribuée à un cancer pericholédoquien de la grosseur d'un petit pois. »

M. Michaux qui s'est occupé de cette question dit ceci : « J'ai fait huit laparotomies exploratrices, j'ai trouvé deux fois de la lithiase biliaire cholédoquienne, deux fois vésilaire, une fois un cancer de la tête du pancréas, deux fois un cancer du foie, une fois un sarcome limité vasculaire de la face inférieure du foie avec cirrhose très marquée. »

Cette difficulté du diagnostic devant la gravité du pronostic ne doit pas permettre au chirurgien l'excuse de l'hésitation. La conduite à tenir est l'intervention et non pas l'expectation.

« Compter indéfiniment sur l'expulsion spontanée d'un calcul par l'intestin dit, M. Quénu, c'est risquer d'attendre, en vue d'un résultat fort problématique, une période de désorganisation hépatique telle, que toute intervention sera frappée d'insuccès. »

Cette expectation si dangereuse a coûté la vie de nombre de malades. Dans l'observation n° XV qu'a bien voulu nous communiquer M. Reynier, la mort a été due à ce que l'on avait affaire selon les propres termes de M. Reynier à une malade déjà profondément infectée.

Cette malade souffrait déjà depuis plus de six mois et il est infiniment probable que si elle était venue consulter quelque temps auparavant c'est la guérison qui serait advenue.

Les indications de la cholédocotomie, et pour nous de

la cholédocotomie sans sutures, ne laissent aucun doute.
Il ne faut pas attendre plus de trois mois et même de
deux mois, les effets du traitement médical ; avant que
l'état général n'incline à baisser, il faut agir. Souvent l'insuccès de l'opération est imputable à l'état d'amaigrissement profond, d'épuisement et de cachexie, dans lequel se
trouvent les malades, parce que le médecin aura voulu
l'expectation timide pour ne pas dire coupable.

Technique opératoire.

DIFFÉRENCES ENTRE LA TECHNIQUE OPÉRATOIRE DE LA CHOLÉDOCOTOMIE IDÉALE ET CELLE DE LA CHOLÉDOCOTOMIE SANS SUTURES.

Il est évident qu'au point de vue opératoire il n'y a pas une ligne de démarcation bien nette entre la cholédocotomie idéale avec sutures et la cholédocotomie sans sutures. La première se compose de plusieurs temps qui sont les suivants :

1° Incision abdominale ;

2° Recherche du cholédoque ;

3° Incision du cholédoque ;

4° Extraction du ou des calculs ;

5° Suture du cholédoque ;

6° Suture de la paroi.

Dans la cholédocotomie sans sutures, la première préoccupation du chirurgien, évidemment, est de ne pas suturer le canal incisé ; mais il ne se contente pas de cela et il pratique d'une façon méthodique le drainage de la plaie cholédoquienne elle-même.

De plus dans la cholédocotomie sans sutures on établit

autour de l'ouverture du canal un cercle d'adhérences dé
façon à constituer une sorte d'entonnoir allant de la plaie
à la peau. De cette façon on isole toute la région opératoire, ce qui est d'une importance capitale, car il est évident que le cholédoque étant laissé ouvert, si bien drainé
soit-il, la bile peut filtrer entre les parois du drain et les
bords de la plaie, s'évacuer ainsi dans la cavité péritonéale
et donner lieu alors à tous les accidents graves que l'on
sait.

Cet isolement est très facile et on l'exécute très vite. On
se sert pour cela du péritoine de la vésicule, de la face
inférieure du foie, du petit épiploon, du mésocolon, etc.

Ainsi donc au point de vue de la technique opératoire
nous diviserons la cholédocotomie sans sutures en plusieurs temps, c'est-à-dire :

1° Incision de la paroi abdominale ;
2° Recherche du cholédoque ;
3° Incision du cholédoque ;
4° Extraction du ou des calculs ;
5° Drainage ;
6° Réunion de la paroi ;

1° Incision de la paroi.

Au point de vue de l'incision abdominale les avis sont
partagés, les uns incisent la paroi abdominale antérieure,
d'autres avec M. Tuffier vont atteindre le cholédoque par
la voie lombaire.

a) *Incision de la paroi abdominale antérieure.*
— M. Quénu insiste sur l'incision médiane. D'après lui la situation du cholédoque permet d'affirmer que l'incision médiane aura autant et souvent plus de chances de conduire directement sur le canal. Suivant les recherches anatomo-chirurgicales faites sur le cadavre par M. Quénu, le canal cholédoque se trouve à 20 ou 25 millimètres de la ligne médiane au niveau du bord supérieur du pancréas, lieu d'élection opératoire. « Le cholédoque, dit-il, est bien plus près de la ligne blanche que du bord externe du droit de l'abdomen lequel est à 60, 70, jusqu'à 85 millimètres de la ligne médiane. » Par conséquent, il semble rationnel d'inciser sur la ligne médiane, c'est-à-dire sur la ligne blanche, car on se trouve manifestement plus près du point où le choldoque est facilement accessible. Cependant depuis quelques années M. Quénu tend à reprendre la voie latérale.

Aujourd'hui un grand nombre de chirurgiens pratiquent volontiers l'incision de la paroi abdominale au niveau du bord externe du grand droit. M. Routier fait la laparotomie à travers le muscle droit lui-même parallèlement à ses fibres qu'il sépare avec la sonde cannelée. Dans l'observation n° VIII de M. Routier voici comment il s'exprime à ce sujet : « Je pratiquai la laparotomie à travers le muscle droit comme je le fais depuis très longtemps : mon incision est parallèle à ses fibres que je sépare par la sonde cannelée. » Presque toujours dans les cas de calcul du cholédoque, le chirurgien doit explorer la vésicule : l'incision médiane si favorable aux interventions cholédoquiennes ne permet l'exploration de la vésicule qu'assez imparfaitement surtout si le sujet est obèse. Et alors sur l'incision médiane primitive on branche une seconde incision très oblique, presque perpendiculaire à la première parallèlement aux fausses côtes ; de cette façon on arrive très facilement sur la vésicule ; telle est la pratique employée aujourd'hui par un grand nombre de chirurgiens, MM. Quénu, Schwartz, Routier, etc.

a) *Incision lombaire.* — M. Tuffier est partisan de la voie lombaire dans les interventions sur le cholédoque. Il fait une incision partant de l'angle de la douzième côte et de la masse sacro-lombaire et s'étendant à 15 centimètres en dehors. « L'extrémité inférieure du rein, dit-il, étant reconnue, relevée et maintenue sous les fausses côtes à l'aide d'un large écarteur, on cherche alors et on reconnaît la deuxième portion du duodénum et le pancréas ; on écarte et on protège la veine cave en dedans, si cela est nécessaire, et en tout cas, on récline en dehors la seconde partie du duodénum dépourvue de péritoine. En introduisant dans la plaie l'index gauche, la pulpe en dedans, on sent et on accroche un cordon descendant, formé par le cholédoque et ses vaisseaux. Avec une pince et une sonde cannelée, on peut alors isoler et dérouler le canal dans toute sa portion rétroduodénale et intrapancréatique, sans que le péritoine soit lésé. »

M. Tuffier tout en reconnaissant les difficultés d'une pareille recherche, défend cette technique parce qu'elle présente des avantages sérieux et dont l'importance au point de vue du succès de l'opération ne fait aucun doute.

D'abord on opère en dehors de la cavité péritonéale, et cela, dit-il, est important quand on manœuvre près de l'intestin qu'on peut ouvrir ; de plus, une opération ainsi pratiquée est favorable pour l'établissement d'une fistule biliaire. Enfin, cette voie permet d'attaquer du même coup les tumeurs duodénales.

Cette opinion de M. Tuffier a été combattue par la plupart des chirurgiens, MM. Poirier, Segond, Michaux, Schwartz, Routier et en particulier par M. Quénu. M. Quénu s'est attaché à démontrer que, étant donnée la difficulté des laparotomies exploratrices, la cholédocotomie lombaire doit être rejetée car la voie lombaire ne donne accès qu'au canal cholédoque et ne permet pas d'explorer les autres organes biliaires.

De ces différentes manières de voir il semble résulter qu'à côté des avantages de la voie lombaire, il y a de nombreuses raisons qui plaident en faveur de la voie abdominale antérieure. L'impossibilité matérielle d'explorer la vésicule par la voie lombaire, constitue à elle seule et au premier chef une contre-indication absolue à la cholédocotomie lombaire.

En résumé, la voie antérieure doit être considérée comme la bonne voie. Quand l'exploration devra porter sur la vésicule il sera bon et utile de brancher sur l'incision médiane une seconde incision parallèle au rebord costal qui permettra d'atteindre facilement la vésicule biliaire.

2° RECHERCHE DU CHOLÉDOQUE

Le ventre ouvert, il s'agit maintenant de trouver le canal cholédoque. Cette recherche sur le cadavre, et en dehors de tout état pathologique des voies biliaires ou des régions avoisinantes, est relativement aisée. Mais il n'en est pas toujours de même, et dans l'immense majorité des cas, cette recherche et cette exploration se heurtent à de grosses difficultés : volume du foie, épaisseur de la paroi abdominale, profondeur de l'abdomen, adhérences à l'intestin, au mésocolon, au foie lui-même, à l'épiploon gastro-hépatique, etc.

M. Quénu dans son étude sur la chirurgie du cholédoque présentée le 24 avril 1895 a décrit d'une façon méthodique les procédés de l'exploration du cholédoque, d'abord dans les cas où les adhérences ne masquent pas les connexions des voies biliaires, et, en second lieu dans les cas où toute trace apparente de l'appareil excréteur semble avoir disparu, alors qu'il faut aller rechercher le cholédoque au milieu d'un magma cicatriciel.

Examinons d'abord les différents cas où la recherche du cholédoque est normale. Le foie étant relevé, dit M. Quénu, garni d'une compresse et maintenu par un aide, au moyen d'une large valve qui sert en même temps de réflecteur, on se dirige immédiatement vers la première portion du duodénum dont la délimitation avec l'estomac se fait aisément, grâce au léger rétrécissement et à l'épaisseur plus grande, en paroi, qu'offre le pylore. Remontant de l'angle formé par les deuxième et troisième portions du duodénum, vers le col de la vésicule biliaire, on recherche l'hiatus de Winslow : il faut se rappeler que le bord droit de l'épiploon gastro-hépatique généralement tendu du col de la vésicule au duodénum est parfois reporté à mi-corps de la vésicule, formant ainsi un large repli péritonéal qu'il faut contourner pour pénétrer dans l'hiatus de Winslow.

On introduit l'index gauche dans l'hiatus et on l'abaisse le plus possible. Pendant ce temps-là l'index droit s'applique sur la face antérieure de l'épiploon gastro-hépatique et en suivant son bord droit, il est impossible, par cette exploration, qu'on puisse laisser inaperçu un calcul logé soit à l'embouchure des canaux cystique et hépatique, soit dans la portion sus-duodénale du cholédoque. Quant à la portion rétroduodénale voici comment on doit l'explorer : l'index gauche déprime en arrière et à droite, la portion verticale du duodénum, le pouce étant appliqué par sa pulpe sur le bord supérieur de la première partie.

On sent aisément de la sorte un petit calcul introduit par une boutonnière au cholédoque et poussé jusque dans la portion rétroduodénale ; on le sent même, mais un peu moins nettement, à travers l'épaisseur du pancréas.

Les calculs sentis à travers les parois choléquiennes donnent une sensation différente de celle qu'on éprouve en explorant des ganglions plus ou moins indurés péricholédoquiens ou des indurations néoplasiques.

Quand la lithiase a entraîné la formation d'adhérences la vésicule biliaire peut être introuvable, le cholédoque perdu dans un magma cicatriciel, adhérent lui-même aux organes qui sont en rapports immédiats avec lui. C'est alors que l'exploration est entourée de véritables difficultés. Évidemment le premier parti à prendre est de détruire les adhérences qui unissent la vésicule, le pylore ou même l'estomac, le duodénum, le côlon ascendant ou transverse au foie. Sans cette précaution il est impossible de relever la glande hépatique. La vésicule peut alors être sentie et on peut en suivant le col de la vésicule et le canal cystique arriver jusqu'au cholédoque. Mais que de cas où la vésicule est imperceptible ou réduite à un simple cordon fibreux par son ratatinement et son atrophie ! Elle est alors introuvable et alors c'est une pratique dangereuse que celle de se servir aveuglément du doigt pour explorer la région.

La connaissance des rapports du cholédoque est alors très précieuse. Le sillon du foie qui contient la vésicule présente une encoche qui peut servir de point de repère ainsi que l'angle formé par les deux premières portions du duodénum. Si on ne trouve pas de vésicule on se rappellera alors les différentes distances qui séparent le cholédoque de la ligne médiane. D'après les recherches de M. Quénu les distances de la ligne médiane à l'origine du canal sont de 24 à 30 et 35 millimètres et à sa terminaison de 18 à 20 et 30 millimètres. Il faut avouer qu'en fin de compte, conclut M. Quénu, l'induration offerte par l'enkystement du calcul est parfois le seul point de repère.

Pour donner une idée de ce que peuvent être les difficultés en cas d'adhérences nous avons cru bon de donner le compte rendu d'une partie d'une observation de lithiase cholédoquienne opérée par M. Hartmann.

« Avec l'aide de MM. Jourdan et Malherbe nos internes nous opérons comme il suit : Incision sur le bord externe du muscle droit, commençant au niveau du rebord costal et descendant verticalement de 10 centimètres environ. Le ventre ouvert, nous constatons que toute la moitié supérieure de l'incision est occupée par le lobe droit du foie, qui descend dans la fosse lombaire. Nous le relevons et comme le cÔlon transverse est fusionné avec son bord antérieur par des adhérences fermes et solides, nous en faisons la section avec des ciseaux. Au niveau de l'encoche de ce bord qui marque la situation de la vésicule, nous cherchons celle-ci, mais en vain. Poursuivant le décollement de la face inférieure du foie au niveau de ce sillon, nous trouvons profondément une partie dure, du volume d'une plume d'oie, grise, enfoncée dans le tissu hépatique et se continuant directement avec une masse arrondie, que nous regardons comme la deuxième portion du duodénum, elle-même adhérente intimement au foie.

Pensant que ce cordon fibreux, grisâtre, n'est autre que la vésicule ratatinée et indurée, nous incisons le tissu hépatique autour de son fond et commençons le décollement avec l'ongle. Ce décollement s'accompagne d'une hémorrhagie veineuse abondante venue du foie et arrêtée par la compression permanente avec un tampon. Le fond de la vésicule séparé, nous le saisissons avec une pince à traction et cherchons à continuer le décollement. Comme le foie saigne beaucoup, nous nous contentons de séparer des organes environnants sa face inférieure, de manière à pouvoir l'explorer. Puis, fendant perpendiculairement d'un coup de ciseaux, ce cordon fibreux, nous constatons qu'au centre existe une lumière. Une très petite curette insinuée dans sa cavité ramène un bouchon muqueux, dont l'ablation est immédiatement suivie d'un afflux de bile.

Insinuant le doigt le long de ce cordon fibreux, nous sentons profondément un calcul que nous ramenons par des pressions progressives vers notre incision et que nous enlevons. La sonde cannelée réintroduite dans cette vésicule rétractée et dirigée vers ce que nous avions regardé comme la deuxième portion du duodénum y pénètre sans obstacle. Cette constatation jointe à ce fait qu'il y a continuité directe entre cette masse adhérente au foie et le cordon fibreux correspondant manifestement à la vésicule biliaire, nous laisse hésitant. Nous l'ouvrons et constatons que nous sommes dans le duodénum. La poussée de péritonite de novembre dernier était probablement la manifestation de la perforation des voies biliaires dans le duodénum.

« Actuellement, la vésicule biliaire, réduite au canal fibreux, petit, que nous avons décrit, se continue avec une sorte de canal curviligne, se terminant par ses deux bouts dans l'intestin au niveau de l'ampoule de Vater, et au niveau de la communication pathologique que nous venons de décrire. »

3° Incision du cholédoque

Le canal cholédoque trouvé, une ou plusieurs concrétions calculeuses constatées, il faut pratiquer alors l'incision de ce canal. La pratique la plus facile, la méthode la plus sûre et la moins dangereuse consiste à inciser le canal sur le calcul lui-même, en se servant du calcul comme point de repère. De plus, le calcul par sa consistance dure offre au bistouri un plan résistant qui rend l'incision encore plus aisée. Mais cette ouverture du canal n'est pas toujours aussi facile et l'opération se présente dans des conditions d'exécution absolument dissemblables suivant le siège du calcul. Etudiant cette question, M. Quénu a divisé le cholédoque au point de vue chirurgical en trois portions bien distinctes : sus, rétro et sous-duodénales, en prenant comme point de repère la première partie du duodénum.

Quand le calcul siège à l'origine du cholédoque les conditions opératoires présentent des difficultés sérieuses car on doit inciser à bout de doigt le conduit appliqué contre la veine porte, côtoyé par l'artère hépatique et recouvert par les branches veineuses duodénales. La mise à jour du calcul est périlleuse. La meilleure tactique consiste à accrocher l'hiatus de Winslow et à l'abaisser.

Si le calcul siège en arrière du duodénum, on récline autant qu'il est possible, la première portion du duodénum vers le bas, de façon à faire jour et à pouvoir ainsi aborder directement la portion rétroduodénale du cholédoque.

Enfin si le siège du calcul est sous-duodénal, c'est là une condition relativement assez commune et assez favorable. On manœuvre, dit M. Quénu, dans un petit rectangle formé par le fer à cheval duodénal d'une part et d'autre part par la veine mésentérique supérieure. Le cholédoque descend verticalement ou mieux un peu obliquement, peu près au milieu de ce quadrilatère recouvert par le pancréas, le canal pancréatique accessoire, quelques artérioles issues d'une branche pancréatico-duodénale de la gastro-épiploïque droite et enfin le péritoine pariétal. Dans ces cas il est vrai, on est quelquefois obligé de pratiquer la suture car l'incision peut intéresser en même temps le duodénum. Mais cependant ces cas sont relativement rares et même quand le calcul est sous-duodénal on peut ou bien le faire progresser vers le haut et pratiquer une cholédocotomie rétroduodénale ou bien récliner le pancréas vers le bas et inciser le cholédoque sur la partie supérieure du calcul.

En résumé et quel que soit le siège du calcul, le but principal du chirurgien est de charger le mieux possible la portion du cholédoque qui contient le calcul ; cette manœuvre doit se faire, nous l'avons déjà vu avec l'index de la main gauche. Dans certains cas, cette tactique est difficile et on ne peut guider son bistouri que d'une façon malaisée car l'index gauche qui est le doigt-guide ne donne que des renseignements qui ne sont pas confirmés par l'œil de l'opérateur.

4° EXTRACTION DES CALCULS

L'extraction des concrétions et de la boue biliaire constitue la partie la plus importante de l'intervention puisqu'elle en est le but même.

D'une façon générale, quand l'exploration méthodique a été faite, quand le chirurgien s'est rendu bien compte du siège exact et du nombre des calculs, quand l'incision cholédoquienne est suffisamment large, quand d'autre part la concrétion n'est pas adhérente et enclavée fortement sur une partie de la paroi du canal commun, comme cela arrive assez fréquemment, l'extraction est aisée.

La simple pression progressive et lente exercée avec les doigts sur les parois du canal de façon à faire progresser le calcul depuis son siège jusqu'à l'incision, suffit très souvent et dans la majorité des cas à extraire les calculs. Et il semble que cette manœuvre est la plus recommandable, parce que lorsque l'incision vient d'être pratiquée, que les calculs ont été enlevés, il se produit généralement un afflux de bile toujours septique mêlée de boue biliaire virulente et dangereuse ; pour éviter cela on peut avec les doigts comprimer le canal. De cette manière le chirurgien a le temps à l'aide de compresses de tamponner la plaie cholédoquienne et prévenir ainsi l'infection.

Quand l'extraction est pénible, on peut s'aider alors d'une petite curette ou de pinces. Mais souvent après avoir enlevé les concrétions volumineuses il reste dans le canal ce qu'on appelle la boue biliaire, c'est-à-dire un amas de fragments qui par leur union constituent les gros calculs. Laisser cette boue, c'est courir le risque de voir une prompte récidive, disait-on avant la cholédocotomie sans sutures.

Cela est vrai, mais si on laisse le cholédoque ouvert, comme M. Quénu le conseille justement, si le drainage est bien fait, cette boue biliaire, ces calculs en puissance, s'évacueront d'eux-mêmes.

Dans presque toutes les observations on note dans les jours qui suivent l'opération, que le pansement contient une grande quantité de boue biliaire, quelquefois même des calculs.

Que serait-il advenu si la suture eût été faite ? Il serait tout simplement arrivé que de nouveaux calculs se seraient constitués (quand des calculs méconnus n'ont pas été laissés !), qu'une nouvelle obstruction se serait formée ; ou bien alors la suture n'aurait pas résisté, la plaie se serait ouverte et la bile septique se serait évacuée dans le péritoine. De là toutes les conséquences tragiques qu'un pareil accident peut entraîner !

La question de la non-suture permet de poser celle du cathétérisme des voies biliaires. Est-il nécessaire, l'extirpation des calculs pratiquée, de recourir au cathétérisme des voies biliaires ? Quand l'exploration du cholédoque a

été méthodiquement faite comme le conseille M. Quénu et
que le chirurgien est arrivé à pouvoir sentir les canaux
biliaires sus-jacents au cholédoque c'est-à-dire l'hépatique
et le cystique, il est nécessaire d'introduire vers le haut
puis vers le bas, par l'incision cholédoquienne, une sonde
molle ou rigide.

Souvent il est impossible de se rendre compte directement avec les doigts de la perméabilité du cholédoque, et
on est obligé de se servir soit d'un stylet soit d'une sonde
pour être sûr qu'il n'existe plus de calcul. De cette façon
en cathétérisant en haut vers la vésicule, en bas vers le
duodénum, on risque moins de laisser des calculs.

5° Non suture et drainage

Après l'extirpation des calculs l'intervention sanglante
est terminée. Mais il reste certaines précautions qui sont
indispensables au succès de la méthode : c'est d'une part
la non-suture de l'incision faite au canal commun, de l'autre un drainage minutieux et bien fait. Et d'abord puisque
nous admettons la nécessité absolue et systématique de la
non-suture nous pensons qu'il est non moins nécessaire
d'isoler le champ opératoire de la cavité péritonéale.

Et c'est là un temps de l'opération d'une extrème importance. M. Quénu nous a appris qu'on devait faire
dans la pathologie de l'infection péritonéale une différence
bien tranchée, entre l'infection de la région de la cavité
péritonéale qui se trouve au-dessus de la barrière constituée par le mésocolon et l'infection de toute la région qui

se trouve au-dessous, c'est-à-dire de la région intestinale proprement dite. Cette dernière région, dit M. Quénu, est susceptible de donner lieu, en cas d'infection, à des accidents dont l'extrême gravité n'est pas à comparer à ceux de la région sus-jacente. Autrement dit et d'une façon générale, plus grave est l'infection, due aux interventions pratiquées sur l'étage inférieur que celle due aux interventions gastriques, hépatiques et biliaires. Cependant cette observation n'exclut pas l'isolement de la région.

Cet isolement est ordinairement facile. Dans les cholédocotomies sans sutures en deux temps, le premier temps était consacré à l'isolement de la portion du cholédoque sur laquelle devait porter l'incision, analogue absolument à l'opération de l'anus artificiel en deux temps. Mais la facilité avec laquelle cet isolement est obtenu permet de pratiquer dans une même séance l'intervention toute entière.

On dispose autour de la future plaie cholédoquienne tout un cercle d'adhérences formant une sorte d'entonnoir allant du cholédoque à la plaie abdominale. « On se sert, dit M. Quénu, de l'épiploon gastro-hépatique, du grand épiploon, du fond de la vésicule et du péritoine pariétal pour constituer une petite logette dont le fond répond à l'ouverture du cholédoque et la base à l'incision cutanée laissée sans réunion. »

Le drainage est alors facile, on introduit dans la boutonnière faite au canal cholédoque un drain dont les dimensions correspondent à peu près à celles de l'incision.

Si le cholédoque n'est pas assez dilaté il est clair qu'on peut à la rigueur s'abstenir d'introduire un drain par son

Incision trop étroite. Alors on se contente de placer le drain au contact de l'incision et si l'isolement est bien fait aucun accident n'est à redouter.

Ce drain doit avoir une longueur un peu plus grande que celle de l'entonnoir qui sépare le cholédoque de la peau, de telle sorte que l'ouverture extérieure du drain dépasse de un ou deux centimètres l'incision cutanée. Il est enfin encore une dernière précaution qui a une certaine importance, c'est qu'il faut entourer le drain de compresses aseptiques, assez nombreuses pour que la bile noire épaisse et poisseuse qui ne manquera pas de s'écouler les premiers jours qui suivront l'opération, pouvant filtrer entre le drain et la plaie du cholédoque vienne imprégner cette gaze constituant ainsi un drainage excellent.

4° RÉUNION DE LA PAROI ABDOMINALE

Rien de particulier à signaler au point de vue de la suture de la paroi abdominale et du péritoine pariétal. Double rangée de sutures à points séparés. Fermeture complète de la plaie en ménageant cependant un passage suffisant au drain et aux compresses stérilisées.

Pansement de compresses aseptiques sur la plaie, nombreuses à cause de l'abondance probable de l'écoulement biliaire. Ouate hydrophile et coton ordinaire stérilisés.

Bandage de corps bien serré.

Voilà pour les différents temps de l'opération, mais au point de vue post-opératoire il y a une question à se poser : a quelle époque faudra-t-il enlever le drain et les compresses? Cette question ne peut pas être résolue d'une façon absolue. Et on ne peut pas établir une règle à ce point de vue. Il est des cas où sans aucun danger le drain peut être enlevé au bout de 48 heures, d'autres où on est obligé de le laisser en place pendant 8, 10, 12, 15 jours. C'est qu'en effet l'ablation du drain est dictée par l'état général de l'opéré, par la quantité plus ou moins grande de bile évacuée, par l'intérêt que l'on a à maintenir la plaie cholédoquienne ouverte si l'on suppose qu'il reste encore de la boue biliaire et surtout si l'on a des raisons de soupçonner que la perméabilité du canal commun n'existe pas (présence de bile dans les urines, décoloration des fèces, etc.).

Des avantages de la cholédocotomie sans sutures

Un grand nombre de chirurgiens parmi ceux qui se sont occupés sérieusement de la chirurgie hépatique s'accordent depuis le mémoire de M. Quénu, à considérer la cholédocotomie sans sutures comme l'opération de choix dans les cas de lithiase cholédoquienne

C'est qu'en effet ce procédé en éliminant les dangereux inconvénients de la suture du cholédoque, a pour lui de nombreux avantages. Ce qu'il est intéressant de signaler, c'est qu'un grand nombre de chirurgiens tels que Thiriar, Hochenegg, Bland Sutton qui considéraient l'impossibilité de suturer le cholédoque comme une très mauvaise condition opératoire voyaient, à leur grand étonnement, leurs malades non seulement guérir, mais guérir vite. A quoi donc est due cette efficacité de la non-suture, quels sont les avantages de la cholédocotomie sans sutures ?

Un des premiers avantages qui n'est d'ailleurs contesté par personne, est d'abord qu'on évite d'allonger une opération qui, chez des sujets affaiblis, doit être aussi courte

que possible. C'est qu'en effet, quand la suture est maté-
riellement possible, on doit, si l'on veut opérer méthodiquement, pratiquer sur le cholédoque deux rangées de
suture.

Mais le véritable argument contre la cholédocotomie
avec sutures, celui qui est véritablement indéniable et qui
suffirait à lui seul à condamner la suture cholédoquienne,
c'est celui-ci. Jetons en effet les yeux sur une observation
quelle qu'elle soit. Que se passe-t-il les jours qui suivent
immédiatement l'opération ? Le malade se plaint d'une
douleur intense au niveau de la région hépatique, les
fèces sont complètement décolorées, les urines contiennent des pigments biliaires, il y a même des poussées
fébriles intenses, en un mot on assiste au syndrome clas-
sique de la rétention biliaire. Pourquoi cela ? Pourtant le
chirurgien a extirpé les calculs qui étaient la cause de
l'obstruction du cholédoque.

C'est qu'en effet il existe une nouvelle oblitération. « Les
« selles restent, bien entendu, décolorées, et, point fort inté-
« ressant plus de 15 jours après l'opération, malgré le libre
« écoulement de la bile au dehors, on retrouve de grandes
« quantités de pigment biliaire dans les urines, ce qui indique
« bien qu'un large drainage est insuffisant à désoblitérer d'un
« seul coup les voies intrahépatiques. » (Obs. V. V. M. Quénu.)

Dans la grande majorité des cas, cette oblitération
est due à ce que le ou les calculs ayant pour siège le
cholédoque, ont déterminé par leurs frottements et par
leur contact septique des éraillures plus ou moins pro-
fondes de la muqueuse du cholédoque. Or c'est précisé-

ment sur ce point que l'incision a porté et que les sutures qui constituent une cause nouvelle de traumatisme sont pratiquées. La véritable cause de l'oblitération ce sont les différentes manipulations, les manœuvres que nécessite l'exploration, et le processus inflammatoire qui en résulte : la cholédocite. Alors il se produit soit une hypertrophie inflammatoire de la muqueuse du canal biliaire avec accolement des surfaces hyperplasiées, consécutive à une angiocholite calculeuse; soit un rétrécissement cicatriciel provoqué par la réparation d'une ulcération succédant au séjour trop prolongé des calculs. En tout cas la cause importe peu, ce qui est certain c'est que la lumière du cholédoque est obstruée. Obstruction temporaire, dira-t-on. Soit, mais dangereuse, car la mort de plusieurs malades en a été la conséquence. C'est cette obstruction due à la suture qui a nécessité dans bien des cas et notamment dans deux observations de M. Quénu (1) une opération secondaire pour faire sauter les points de suture et réinciser le cholédoque. Pour être édifié, il suffit de lire ces observations. Dans la première il s'agit d'une femme opérée le 14 décembre 1896.

Incision du cholédoque. Extirpation d'un calcul de deux centimètres de long sur quinze millimètres d'épaisseur. On suture le canal en un seul plan. Drainage par un tube de caoutchouc entouré de gaze.

15 décembre. — Pouls à 110, 1.100 grammes de sérum.

(1) (Observations II et III publiées dans le mémoire de M. Quénu en 1897, de cholédocotomies avec sutures pour calcul du cholédoque suivies d'une réincision le deuxième jour après l'opération dans l'observation II, le treizième jour dans l'observation III.)

16 décembre. — État plus mauvais, vomissements persistent depuis l'opération. Urines plus foncées que la veille; lèvres trémulentes, malade très abattue. Elle tombe presque dans le coma le soir. Température normale. Pouls à 130.

Tous ces symptômes semblaient devoir être dus à la cholémie, nous nous décidons à donner issue à la bile : on fait sauter les sutures du cholédoque dans la soirée, un drain est placé dans la plaie.

17 décembre. — État à peu près semblable. Mais les urines (600 gr.) sont plus claires; le pansement est inondé de bile. Le pouls est à 110. Nous continuons les injections de sérum.

18 décembre. — Amélioration marquée. La malade n'est plus abattue; les urines sont beaucoup moins colorées, assez abondantes.

Beaucoup de bile dans le pansement. Les jours suivants l'amélioration persiste; les matières se colorèrent; la fistule biliaire se ferma rapidement et le 3 février 1897, six semaines après l'opération la malade sortait complètement guérie.

La deuxième observation semble être calquée sur la précédente, ce qui prouve bien que les accidents que nous signalions au sujet de la suture cholédoquienne ne sont pas des faits isolés et exceptionnels, mais au contraire, constituent le danger constant des suites opératoires.

Femme de 48 ans, souffrant depuis plus de 15 ans de lithiase biliaire. Peu d'appétit. Amaigrissement rapide de 45 livres. Ictère. Foie douloureux à la pression. Urines renfermant des pigments biliaires. Fèces décolorées.

Opération 18 mai 1897. Incision du cholédoque. Extirpation d'un calcul. Suture en un plan par cinq fils au catgut. Cholécystostomie. Extraction de 20 calculs, contenue dans la vésicule. Malade affaiblie. Trois litres de sérum.

20 mai. — État satisfaisant ; pas de fièvre. Ictère plus foncé. Urines contiennent beaucoup de pigments biliaires.

22 mai. — Malade purgée 0 gr. 75 de calomel. Selles abondantes.

24 mai. — Abondant écoulement de bile mêlée de sang par la vésicule.

27 mai. — On enlève fils et drain. Réunion est faite. A partir de ce jour la malade présente chaque soir une petite élévation de température, 37°6 à 38°4. L'ictère ne diminue pas, les selles restent décolorées : la bile s'écoule d'une façon intermittente, très peu abondamment, par la vésicule. Devant ces signes d'obstruction persistante du cholédoque, craignant la cholémie, nous nous décidons à créer une fistule biliaire cholédoquienne.

Le 31 mai, treizième jour après la cholédocotomie avec sutures, la plaie est rouverte, les adhérences de formation récente sont détachées. Nous avons espéré pouvoir nous servir, comme guides, des fils de suture, mais ils sont résorbés. Aussi est-ce avec beaucoup de peine que nous arrivons à découvrir le cholédoque ; nous l'incisons ; il s'en écoule une quarantaine de grammes de bile. Un stylet explore les deux extrémités du cholédoque, il ne rencontre, ni en haut, ni en bas, de calculs. L'obstacle est donc certainement constitué par le gonflement et l'accolement de la muqueuse de la partie inférieure du cholédoque. Un drain est placé dans le cholédoque et entouré d'une mèche de gaze.

Les jours suivants, l'écoulement de bile se fait librement, abondamment par la fistule du cholédoque.

La fièvre a disparu. L'ictère diminue peu à peu, très lentement. La première selle est encore décolorée, mais le quatrième jour, les matières contiennent un peu de bile. A partir de ce moment, l'état général, qui était peu satisfaisant, a été en s'améliorant.

La fistule biliaire a été très longue à se fermer et a donné encore beaucoup de bile pendant trois mois. Nous avons essayé de l'oblitérer en y plaçant de petits tampons d'ouate serrée :

ils bouchaient la fistule pendant deux ou trois jours, mais cédaient ensuite.

L'oblitération a été définitive le 1er octobre. Pendant ce temps la malade engraissait de 13 kilogr. et sortait complètement guérie. dans un état excellent, le 1er octobre dernier.

En résumé les symptômes graves de cholémie avec délire, d'agitation, de prostration qu'on observe dans les suites opératoires sont dus à une nouvelle oblitération du cholédoque, dont la cause est l'épaississement de la muqueuse congestionnée qui forme en s'accolant à elle-même l'obstacle. En somme c'est un véritable vase clos analogue absolument au vase clos de l'appendicite avec cette différence : c'est que le vase clos cholédoquien est provoqué par le chirurgien lui-même qui a voulu la suture. Comme le fait remarquer Bishop le canal cholédoque se trouvera dans les mêmes conditions qu'avant la suture. Nous nous retrouvons, dit M. Quénu, en présence d'une rétention biliaire, rétention qui persiste et tue, ou cède soit en forçant la barrière de la muqueuse, soit en faisant sauter un ou plusieurs points de suture.

Mais l'oblitération du cholédoque peut se faire encore par un autre mécanisme peu fréquent, il est vrai, mais cependant que l'on ne peut passer sous silence, c'est la coagulation dans le canal commun d'une petite quantité de sang émanée de la plaie cholédoquienne. C'est ce qui eut lieu chez une opérée de M. Quénu âgée de 41 ans qui succomba le troisième jour après l'opération à des accidents de cholémie. Les voies biliaires extra-hépatiques étaient complètement remplies de sang qui n'avait pu s'échapper ni par le cholédoque obstrué par sa muqueuse épaissie ni par l'incision du canal dont les sutures avaient résisté. Il est évident qu'en l'absence de suture, le sang, trouvant une voie au dehors, n'eût pas inondé les voies biliaires et occasionné la cholémie. C'est d'ailleurs éclairé par cet insuccès que M. Quénu se faisait plus tard le défenseur de la non-suture du cholédoque. Les hémorrhagies ne sont pas cependant si rares et M. Ricard a communiqué lui aussi une observation de cholédocotomie à la suite de laquelle la malade succomba à un abondant épanchement de sang. La cause de l'hémorrhagie est d'après M. Quénu l'ouverture d'un certain nombre de vaisseaux qui serpentent à travers les parois distendues et enflammées du cholédoque. Pour M. Terrier cet épanchement aurait sa cause dans la diminution brusque de pression dans les voies biliaires extra-hépatiques à suite de l'extirpation des concrétions.

Ces concrétions, en effet, en oblitérant le canal déterminaient dans la partie du canal commun sous-jacente une tension exagérée du liquide biliaire exerçant ainsi indirectement une sorte d'action hémostatique sur la circulation sanguines des voies biliaires.

« Si on tient compte enfin des difficultés de la suture, dit M. Reynier, des hémorrhagies qui sont venues souvent la compliquer, hémorrhagies qu'on comprend, étant donné la disposition hémophilique bien connue des hépatiques, la vascularité des tissus enflammés qu'on suture, le voisinage des vaisseaux difficiles à voir dans ce magma de péritonite chronique, on comprendra que la cholédocotomie sans suture doit devenir l'opération de choix qui laissera dans l'oubli tous les autres procédés n'offrant ni cette facilité ni cette sécurité. »

Une des principales objections qu'on oppose à la non-suture c'est la prétendue longueur des suites opératoires. Evidemment, dit-on, la non-suture a certains avantages, mais il est rare qu'elle ne donne pas lieu à des fistules tenaces et intarissables. Cet écoulement de biliaire est une véritable complication post-opératoire due à la non-suture. Sur les 19 observations que nous publions de cholédocotomie sans sutures, l'écoulement biliaire ne dure que 15 jours au plus dans 15 observations, 2 mois dans une observation, 5 mois dans 2 autres. J'excepte bien entendu de cette statistique les 2 cas de mort. Cette objection n'est pas fondée.

L'écoulement de bile, comme nous avons essayé de le montrer, est dû à la tuméfaction de la muqueuse épaissie qui obstrue le canal commun et qui oblige la bile à sortir par la plaie.

Or quand on pratique la suture qu'y a-t-il de changé? Est-ce que l'épaississement de la muqueuse est amoindri? Non, au contraire.

D'ailleurs, comme l'a fait remarquer M. Quénu, il est rare qu'après la suture du cholédoque il n'y ait pas fistule, la suture n'ayant pas été parfaite, et cependant ces malades ont bien guéri quand le drainage avait été bien fait.

D'ailleurs, les physiologistes connaissent bien la bénignité de ces fistules du cholédoque et ils savent avec quelle facilité désespérante pour les expérimentateurs le canal se répare. Claude Bernard insistait particulièrement sur ce point.

Mais il y a une autre objection que les adversaires de la

cholédocotomie sans sutures considèrent comme la plus précieuse. La bile, disent-ils, dans ces cas de lithiase est presque toujours septique.

Netter en effet a démontré la présence normale du staphylococcus et du bacille court dans le cholédoque. Si vous laissez votre cholédoque ouvert, même si vous introduisez un tube de caoutchouc dans l'incision la bile peut passer entre les parois du drain et les bords de la plaie infectant ainsi la cavité péritonéale. Il est facile de faire justice de cette objection. D'abord, si le chirurgien a pris soin, comme le conseille M. Quénu, d'établir un cercle d'adhérences isolant bien le foyer opératoire, formant ainsi une sorte d'entonnoir dont le sommet répond à la plaie du canal, la base à la peau, toute infection est rendue impossible même si le drainage est médiocre.

Quand on a bien drainé, quand le drain a été entouré de gaze aseptique, cette infection ne peut pas se produire. D'ailleurs cette objection est un argument à notre actif. C'est justement parce que cette bile est virulente et septique qu'il faut laisser le cholédoque ouvert et drainer.

Quand on a pratiqué la suture au contraire, on ne se soucie pas d'isoler la région du reste de la cavité péritonéale et les dangers d'infection sont alors bien plus grands puisque les faits nous montrent que si la suture ne saute pas la bile filtre à travers les points de suture. D'ailleurs M. Quénu a répondu à cette objection en montrant par ses examens bactériologiques que même dans les cas de septicité le drainage empêche les accidents de se produire.

Enfin, les partisans de la suture prétendent que puisque la suture ne tient généralement pas, on ne court aucun risque de la pratiquer.

— 42 —

Nous répondrons que si on sait d'avance qu'elle ne
tiendra pas, il est inutile de la pratiquer. M. Schwartz
tout en étant partisan de la cholédocotomie sans sutures
ne l'admet pas pour tous les cas de cholédocotomie.

« Il est des cas, dit-il, où le cholédoque est facilement acces
sible, facilement suturable, chez des malades peu infectés où
la suture avec drainage donne lieu, certes, à une guérison
très rapide et cela sans faire courir de dangers à l'opéré.
Par contre, nous serons partisan de la non-suture avec
drainage et épiplooplastie quand elle sera possible, toutes les
fois qu'il y aura doute sur la solidité, la résistance des parois
du canal, toutes les fois qu'il y aura des difficultés assez grandes
pour y accéder, toutes les fois encore qu'il y aura des signes
d'angio-cholite sérieuse. Lorsque l'opéré est affaibli et qu'il y
a intérêt à terminer rapidement l'opération, la cholédocotomie sans sutures sera encore de mise. »

Il n'y a évidemment rien d'absolu en chirurgie. Cependant les cas où les conditions opératoires sont aussi favorables, sont rares. Quant à cette opinion de M. Schwartz
qui consiste à soutenir que, lorsque l'opéré est affaibli,
quand il y a des signes d'angiocholite sérieuse, en un
mot quand les cas sont graves la cholédocotomie sans
sutures est indiquée, nous la partageons entièrement car
elle émane d'un chirurgien qui s'est occupé spécialement
de la chirurgie hépatique. Cependant nous pensons que
si les résultats qu'on obtient de la non-suture, sont bons
dans les cas graves, c'est une raison de plus pour que
l'intervention soit de mise dans les cas où les conditions
opératoires sont favorables. Par conséquent la conclusion
de cette petite discussion est que la cholédocotomie sans
sutures étant indiquée et dans les cas graves et dans les
cas bénins doit être et doit rester l'opération de choix.

Statistique

Nous avons pu réunir dans cette thèse 10 observations publiées depuis le mémoire de MM: Quénu et Claisse. A ces 10 observations nous en ajoutons 9 complètement inédites et une qui a été publiée d'une façon résumée et que nous donnons en détail (n° XIX). D'après la statistique du mémoire de M. Quénu nous avons :

20 cas,

15 guérisons.

5 morts.

Mortalité $= 25\%$.

Quant aux observations publiées dans notre thèse si nous nous bornions à prendre la moyenne de la mortalité nous trouverions :

19 cas.

18 guérisons,

1 mort,

Mortalité : un peu moins de 5%.

Mais M. Quénu nous a indiqué un cas de mort dont voici le résumé de l'observation.

Une cholédocotomie fut pratiquée par un chirurgien qu'assistait M. Quénu.

Cette malade succomba par pneumonie, une semaine environ après l'opération.

Les suites, au point de vue hépatique, auraient été parfaites. En ajoutant donc cette observation aux 19 autres nous aurons :

20 cas,

18 guérisons,

2 morts,

Mortalité : 10 %.

Si aux 20 observations de MM. Quénu et Claisse nous ajoutons les 20 observations de cette thèse nous aurons :

40 cas,

7 morts,

33 guérisons,

Mortalité : 17,5 %.

OBSERVATIONS

Publiées.

OBSERVATION I

Stanmore Bishop. Observation parue dans *The medical chronicle*, en 1897, que nous avons traduite *in extenso*.

Cholédocotomie sans sutures. Guérison.

Madame M. W..., âgée de 37 ans, est admise le 1ᵉʳ décembre 1896. De petite taille, elle était d'une moyenne grosseur, elle avait très mauvaise mine. Le peau était d'une couleur jaune verdâtre. Six mois auparavant elle aurait été en proie à des coliques violentes qui s'étaient reproduites à intervalles fréquents depuis. Chaque crise durait quelques heures. La jaunisse apparut dans la nuit suivant la première attaque et persiste toujours depuis. Les matières fécales avaient une coloration de terre glaise, et les urines contenaient des pigments biliaires. A l'heure actuelle l'abdomen n'est pas augmenté de volume ; le bord du foie est à un demi-pouce au-dessus des côtes. Dans la région de la vésicule biliaire se trouve une masse légèrement proéminente et résistante. Le tissu adipeux sous-cutané est très développé ; beaucoup de démangeaisons, herpès des lèvres.

4 décembre. — L'abdomen est ouvert par une incision verticale sur la ligne médiane. L'épiploon présentait des adhérences avec

la vésicule biliaire, qui était rétractée, et fortement adhérente au foie. On sentait des calculs dans la vésicule et un dans le cholédoque.

Il n'y avait pas de tumeur maligne. On essaie de fixer avec une aiguille le calcul dans le canal mais cela sans succès à cause de la dureté du calcul et de sa mobilité. Il a le volume d'une bille en verre. La vésicule est difficilement suturée au péritoine pariétal et la plaie est tamponnée de gaze.

6 décembre. — On ouvre la vésicule biliaire. Deux calculs à larges facettes en sont extraits. Ils remplissaient entièrement la vésicule. Une très petite quantité de boue s'en est échappée, mélangée à un peu de sang et très peu de bile. Une sonde qui passe dans le canal cystique parcourt six pouces dans sa lumière sans rencontrer d'obstacle, on y introduit un drain et on recouvre de gaze, etc.

8 décembre. — Le prurit a cessé depuis l'opération et les téguments semblent plus clairs. Il y a du gonflement de l'abdomen, et les coliques reparaissent. De temps en temps, les gaz passent librement par l'anus. La bile s'échappe librement depuis hier. On injecte tous les jours de l'huile d'olive par le drain.

13 décembre. — Très légère douleur depuis. La bile s'écoule lentement par la plaie. Les urines jusque-là sont biliaires et les fèces décolorées.

18 décembre. — Les urines ne contiennent plus de bile. Les matières fécales augmentent graduellement de quantité. Les téguments restent jaunes.

25 décembre. — La bile qui s'échappe de la plaie diminue. À partir de cette date jusqu'au 4 janvier 1897 quand la malade quitte l'hôpital, l'écoulement biliaire diminue tous les jours jusqu'à la fermeture complète de la plaie. Les douleurs avaient disparu, mais la peau était restée jaune verdâtre. La quantité de bile dans les fèces n'était pas encore normale. On fit des injections d'huile jusqu'à ce que l'on enlevât le drain.

Le 14 février 1897 la malade rentre à l'hôpital.

La douleur avait reparu quatorze jours après son départ, et dans l'intervalle elle avait eu six crises, accompagnées de vomissements bilieux. Les attaques survenaient subitement et à des heures différentes, et se terminaient graduellement.

Jamais les matières fécales n'ont été colorées normalement. La malade est jaunâtre.

23 février. — Incision verticale en dedans et parallèlement à la première cicatrice. Le côlon transverse est adhérent au péritoine pariétal. L'épiploon présente des adhérences tout le long de la vésicule ratatinée et du canal cystique.

Celui-ci suivi de haut en bas permet de découvrir un calcul dans le canal cholédoque.

La pression sur ce calcul lui fait changer de position ce qui prouve qu'il est libre. On passe une toute petite éponge au-dessous.

Le cholédoque est incisé obliquement à l'axe du canal, sur le calcul, ce dernier est extrait avec des pinces. On extrait un peu de bile avec des éponges. Un drain en verre, entouré de gaze iodoformée, est introduit dans la partie déclive de la plaie cholédoquienne. Nous n'essayons pas de suturer. Nous unissons la paroi abdominale autour du drain.

26 février. — La bile s'écoule librement par le drain qui est maintenant enlevé. La gaze est solidement fixée. La malade a éprouvé beaucoup de douleur si bien qu'elle est désespérée du résultat de l'intervention ; pas de péritonite. Il y a de la bile dans l'urine ; les matières fécales sont légèrement colorées.

2 mars. — Le drain est enlevé. Les deux jours derniers il s'est écoulé très peu de bile par la plaie. La malade ne souffre pas plus depuis, et la bile augmente dans les matières fécales. Néanmoins il y a une sensibilité assez marquée au niveau du diaphragme.

14 mars. — L'urine est maintenant tout à fait claire, et la peau se décolore rapidement. Les matières fécales contiennent

une quantité à peu près normale de bile. La plaie est à peu près cicatrisée et la malade mange avec grand appétit.

26 mars. — Sortie guérie.

OBSERVATION II

M. Schwartz.

Présentation de malade à la Société de chirurgie en 1898. Cholédocotomie pour angiocholite infectieuse greffée sur une lithiase du canal cholédoque et du canal hépatique gauche, absence totale de vésicule biliaire : drainage du cholédoque après ablation d'un gros calcul occupant les deux tiers supérieurs du canal cholédoque et le canal hépatique gauche.

Il s'agit d'un homme de 54 ans, souffrant depuis une quinzaine d'années de coliques hépatiques et de crises d'ictère. Il y a 4 ans et demi, premier accès de fièvre avec un grand frisson durant quinze jours. Huit mois plus tard et treize mois plus tard, deuxième et troisième accès avec petit frisson. Depuis un an, accès tous les mois ; depuis trois mois, tous les quinze jours puis tous les huit jours ; dernier accès le 2 mai 1898 ; température axillaire. 40°5. Subictère examiné par notre collègue le docteur Chauffard qui constate, après des injections de bleu de méthylène, des colorations intermittentes des urines avec décharge du pigment biliaire.

Nous posons le diagnostic d'angiocholite infectieuse avec lithiase biliaire sans obstruction complète, le malade ne présentant qu'une teinte subictérique et ayant des selles colorées, mais des urines un peu acajou. État cachectique assez avancé. Opéré le 7 mai 1898. Laparotomie latérale. Foie tacheté d'une multitude de points jaunâtres présentant l'aspect marbré et dépassant de trois travers de doigt les fausses côtes. Absence totale de vésicule ; celle-ci est réduite à un bourgeon gros comme un pois. Exploration du cholédoque et des voies biliaires. Gros calcul le remplissant et se prolongeant à gauche. Taille. Lithotritie. Ablation par fragments jusque derrière le duodénum et refoulement de haut en bas dans le canal hépatique gauche. Aucune suture. Drain dans le bout central du cholédoque. Quatre mèches de gaze autour. Fermeture incomplète laissant passer drains et mèches.

La bile coule pendant trois semaines, en grande abondance. Matières colorées. Urine normale. L'écoulement cesse dès que le malade se lève. Plus une goutte de bile depuis dix jours. État général excellent.

OBSERVATION III

(Communication à la Société de chirurgie,
8 juin 1898, M. Routier.)

Cholédocotomie sans sutures. Guérison.

Homme âgé de 51 ans. Première crise en 1886. Crises plus légères ensuite à la suite d'une saison à Vichy.

En janvier 1893 crise plus longue qui dure jusqu'en août. Amendement jusqu'en 1897 où il se produit une crise violente. En 1898 nouvelle crise, amaigrissement. Le malade a perdu quinze livres en trois mois.

Ictère verdâtre. Démangeaisons. Selles décolorées. Urines ictériques.

Opération :

Un gros calcul se trouve dans le cholédoque. On le fait progresser vers le haut mais il est impossible, étant donné son volume, de le faire pénétrer jusque dans la vésicule. On le fait arriver jusqu'au point où s'implante le col de la vésicule. Résection de la vésicule à son point d'implantation. Extraction du gros calcul du volume d'une grosse noix. La vésicule contenait quatre autres calculs. Impossibilité de suturer la plaie cholédoquienne. Drainage.

Au bout de quinze jours la bile ne coulait plus et le malade était guéri et rentrait chez lui quelques jours après.

OBSERVATION IV

(Communication de deux cas de cholédocotomie sans sutures à la Société de chirurgie, le 8 juin 1898, par M. Quénu.)

A. W..., âgée de 50 ans, entre au Pavillon Pasteur, le 20 novembre 1898, pour un ictère chronique dont le début remonte à 32 mois. Antérieurement elle avait été sujette à des crises de coliques hépatiques ; l'une d'elles, il y a deux ans, aurait été suivie d'ictère persistant et de décoloration des matières fécales. Sept ou huit mois après, la jaunisse reparut pour ne jamais cesser depuis.

En même temps s'est développé tout le syndrome de la rétention biliaire chronique ; décoloration des matières fécales, coloration ictérique des urines, augmentation de volume du foie, troubles digestifs et enfin l'amaigrissement. État au moment de l'entrée à l'hôpital : teinte ictérique foncée tirant sur le vert, urines acajou, selles grises, blanchâtres. Ni sucre, ni albumine.

Le foie est très augmenté de volume : au niveau de la ligne mamelonnaire, il déborde le rebord costal de 10 centimètres ; sur la ligne médiane, il descend à 8 centimètres au-dessous de l'appendice xiphoïde. La palpation est douloureuse, il existe un certain degré d'ascite, souffle systolique à la pointe. Quelques jours après l'entrée à l'hôpital il survient des crises douloureuses, suivies d'une exagération de jaunisse, de vomissements et d'agitation nocturne.

L'expérience de la glycosurie alimentaire nous montre une insuffisance du fonctionnement de la cellule hépatique.

La malade ayant pris 250 grammes de sirop de sucre à 10 heures du soir, on retrouve du sucre, dans les urines recueillies à minuit et demi et à deux heures, Sauf de temps en temps quelques petites montées du thermomètre à 37°8 le soir (T. A.), l'état est apyrétique. Poids de la malade, 67 kgr. 150 grammes.

Opération le 9 décembre 1897.

Incision verticale latérale sur le bord externe du droit, descendant à 5 centimètres au-dessous de l'ombilic, débridement transversal. Le foie est énormément hypertrophié et gênant, sa surface est de couleur brune, hérissée de tubérosités de différentes grosseurs, dures, attestant une dégénérescence cirrhotique avancée.

La vésicule biliaire est introuvable. L'exploration de l'hiatus de Winslow nous révèle l'existence d'un calcul volumineux occupant la portion sus-duodénale du cholédoque. La mise à nu de ce calcul est pénible en raison de la circonstance suivante, nettement constatée déjà par moi au cours de diverses opérations similaires. Autour de la lithiase cholédoquienne comme autour de la lithiase vésiculaire, il se développe des lésions de péritonite chronique qui, dans l'espèce, portent sur l'épiploon gastro-hépatique. Cette péritonite chronique et rétractile amène en fin de compte l'ascension de la petite courbure de l'estomac et de la première portion du duodénum vers le sillon transverse du foie, le cholédoque se trouve du même coup remonté, pendant que la portion de la face antérieure du hile s'abaisse et déborde les fausses côtes. Pour pouvoir inciser le cholédoque il nous fallut après avoir fait écarter en bas le côlon transverse, faire basculer le foie vers le haut et en arrière vers la colonne vertébrale, de manière à découvrir sa face inférieure pendant qu'un aide tenait en bas l'estomac et le duodénum. De cette façon nous pûmes atteindre l'épiploon gastro-hépatique et l'aborder opératoirement sur une étendue grande comme une pièce de 2 francs ; à bout de doigt, nous déchirons avec une sonde cannelée le feuillet antérieur de l'épiploon gastro hépatique, nous pinçons et lions quelques vésicules duodénales qui passent en avant du cholédoque ; replaçant alors l'index gauche dans l'hiatus nous incisons le cholédo que sur le calcul bien fixé. Des pinces de Kocher saisissent les lèvres de l'incision. Une bile noire, épaisse et boueuse, s'écoule immédiatement ; le calcul est extrait par un mouvement de bascule opéré avec la sonde cannelée. *Nous plaçons un drain dans le cholédoque très dilaté*, et à l'aide de sutures portant sur le péritoine, sur les organes voisins et sur les débrits d'adhérences, nous constituons un entonnoir dont le sommet répond à la plaie du canal biliaire et dont la base est tournée vers la peau. Il eût été extrêmement difficile pour ne pas dire impossible, de placer des sutures sur l'incision du cholédoque. Gaze iodoformée autour du drain ; la plaie abdominale est partiellement suturée.

Dimensions du calcul : 27 millimètres sur 23 ; poids, 6 gr.

La bile est très septique et donne des cultures de bacterium coli.

9 décembre, soir. — Abondant écoulement de bile.

11 décembre. — Bon état général. Emission de gaz.

Le 14. — On enlève un des deux drains, abondant écoulement de bile.

Le 16. — On enlève la gaze iodoformée.

Dans la plaie on trouve de la boue biliaire noire. Malgré l'abondant écoulement de bile, dont la grande quantité atteint jusqu'à 1.000 grammes par jour, le teint ne se décolore pas et les urines restent toujours ictériques, ce n'est qu'à partir du 20 que le teint s'éclaircit.

Le 24. — On supprime le drain et on tamponne l'orifice avec un peu d'ouate sèche, ce qui n'empêche pas la bile de s'écouler. On essaie de faire le cathétérisme du cholédoque avec un stylet recourbé : on n'aboutit qu'à déterminer un saignement très abondant. Ayant essayé de rétrécir la plaie avec un point de suture et un fil d'argent, la piqûre de l'aiguille amena une véritable hémorrhagie. La malade a maigri depuis son opération, et son poids est descendu à 52 kilogrammes. Cependant, peu à peu l'orifice cutané se rétrécit et le 10 février, soit 2 mois après l'opération, la fistule est complètement close. Le 12, les selles sont colorées, il n'existe plus du tout d'ictère, les urines ne renferment plus de pigment biliaire.

Le 16. — Œdème des jambes, augmentation de l'ascite, météorisme ; à la fin du mois ces symptômes d'anasarque s'amendent, puis disparaissent. La malade se lève depuis longtemps et demande son exeat. Guérie de sa rétention biliaire, non guérie malheureusement de la cirrhose qui a engendré la lithiase.

Observation V

(Communication, le 8 juin 1888, M. Quénu.)

Sœur M..., âgée de 48 ans, a été soignée il y a sept ou huit ans pour des crises hépatiques ; elles duraient 2 ou 3 heures, s'accompagnaient de douleurs dans le dos et dans les aines ; à leur suite, les urines étaient teintées, les crises se reproduisaient assez fréquemment, sans laisser derrière elles aucune teinte ictérique des téguments.

Il y a un peu plus de trois ans une crise fut suivie d'un ictère marqué étendu à tous les téguments et aux conjonctives, les douleurs au lieu de s'amender comme antérieurement, persistèrent à l'état de douleurs fixes. siégeant au niveau de la vésicule biliaire. Après quelques mois de cet état, qui avait amené une anorexie complète et de l'amaigrissement, un beau jour l'ictère se dissipe et l'appétit revient et son médecin lui conseille d'aller faire une saison à Vichy : mais à peine arrivée à Vichy les accidents douloureux et ictériques reparurent et l'ictère ne s'est jamais dissipé depuis.

En avril 1888, aggravation des symptômes, diarrhée à forme cholérique, selles blanches, infectes, tellement copieuses, nous dit son médecin de Senlis, M. Dureau, à qui nous devons ces détails, qu'on pourrait craindre une issue fatale, tant était grande la prostration des forces.

La malade cependant se remet peu à peu de cette alerte et

peut faire quelques heures de classe, mais son caractère s'était modifié, elle était devenue triste, sombre et irritable, gardant toujours son teint jaune verdâtre ; de temps en temps apparurent quelques accès de fièvre. Une seconde saison à Vichy, l'huile d'olive, à l'intérieur à la dose de 150 grammes, tout cela n'amena aucun résultat. En janvier 1898, il se produisit de nouveaux accès de fièvre, et une aggravation de l'état général rappelant celle de 1896 ; la constipation devint opiniâtre et il survint un météorisme nettement limité à la fosse iliaque droite. J'examinai la malade une première fois au dispensaire Pereire, je trouvai que le foie débordait le rebord costal de deux travers de doigt, la vésicule n'était sentie nulle part, je ne mis pas en doute l'obstruction du cholédoque, et mon opinion fut partagée par M. Chauffard que je priai d'examiner la malade.

Opération le 22 mars, sous le chloroforme.

Incision le long du bord externe du muscle droit. Une première difficulté dans l'orientation, résulte de la fusion du péritoine pariétal avec le grand épiploon et le côlon transverse. Ces adhérences détachées, nous observons une fusion du côlon transverse avec le duodénum et avec le bord externe du foie, nous sommes obligé de pratiquer un décollement de la face inférieure du foie, d'avec la première portion de l'intestin : nulle trace de vésicule biliaire ; il est impossible de se guider sur un rapport quelconque, tous les organes étant adhérents les uns aux autres, mais en suivant la face inférieure du foie qui est relativement peu hypertrophié, et d'une teinte foncée, sans tubérosités cirrhotiques, j'arrive à sentir une masse dure dans la profondeur.

Deux valves étant appliquées, l'une pour relever le foie, l'autre pour abaisser le côlon et le duodénum, j'incise prudemment sur la masse dure et je découvre un calcul énorme, piriforme, à grosse extrémité dirigée dans la profondeur. Le calcul mis à nu, nous avons un instant d'hésitation, nous demandant en raison de la forme, si nous n'avons pas affaire à un calcul de la vésicule biliaire ; mais dans ce cas la grosse extrémité serait plus superficielle que la petite ; quoi qu'il en soit, à l'aide d'une sonde cannelée introduite au-dessus du calcul, nous faisons basculer ce dernier au prix d'une fragmentation de sa grosse extrémité ; nous constatons que la petite extrémité se prolonge dans le canal, comme le fourneau d'une pipe se continue avec son tuyau. Deux pinces ayant été placées sur les lèvres de l'incision, nous pratiquons le cathétérisme du canal biliaire ; s'il s'agit d'une vésicule nous ne trouverons de prolongement canaliculé qu'en bas ; or, la sonde pénètre librement à chaque extrémité de la poche, celle-ci n'est donc pas un cul-de-sac, mais une dilatation située sur le trajet d'un canal. Un drain est placé dans cette poche sur laquelle il n'est pratiqué aucune suture. Isolement de la cavité comme dans l'observation précédente. Durée de l'opération : une heure 1/4 La bile ensemencée cultive (bacterium coli).

Suites simples. De la bile coule en grande quantité les jours qui suivent l'opération, l'ictère diminue rapidement et au bout d'une douzaine de jours ne persiste que sur les conjonctives ; les selles restent, bien entendu, décolorées, et, point fort intéressant, plus de 15 jours après l'opération, malgré le libre écoulement de la bile au dehors, on retrouve de grandes quantités de pigment biliaire dans les urines, ce qui indique bien qu'un large drainage est insuffisant à désoblitérer d'un seul coup les voies intra-hépatiques. Le drain est enlevé le 7 avril ; le poids qui était de 52 kilogr. 250 au moment de l'opération est 3 semaines après de 51 kilogr. 650, soit une diminution d'une livre.

Trois semaines après, aucune trace de bile dans le pansement, 25 jours après, exeat. La malade est revue au commencement de juin dans un état de santé florissante, son teint est rouge, elle a engraissé et déclare avoir retrouvé l'appétit qu'elle avait perdu depuis quatre années.

Observation VI

(Robson)

Publiée dans le *British medical Journal*. Date de la publication, 5 novembre 1898.

Cholédocotomie sans sutures, guérison.

H. B..., femme de 30 ans. Crises de coliques hépatiques. La première remonte à 5 ans. Elle fut accompagnée de nausées, de vomissements et suivie d'ictère. Depuis le mois de juillet 1893, la malade est toujours restée jaune et incapable de tout travail. Elle aurait eu des périodes d'aménorrhée extrêmement longues, et tout récemment des phénomènes de métrorrhagie. Pas de tumeur. Opération le 7 octobre 1897. On trouve un énorme calcul dans le canal cholédoque qu'on extrait après avoir incisé le canal. On aspire par la vésicule un pus septique et on draine. On ne fait pas de sutures. La malade sort bientôt guérie.

Observation VII

M. Reynier (Résumé d'une observation communiquée au Congrès de chirurgie le 20 octobre 1899.)

Lithiase biliaire. Cholédocotomie sans sutures. Guérison.

Femme, 44 ans. Douleurs épigastriques pendant dix ans sans ictère qu'on mettait sur le compte d'une gastralgie. Le docteur Ladvocat, de Bondy, remarque un certain degré d'ictère conjonctival, en 1898, et pense à de la lithiase biliaire.

Ictère plus intense avec crises se rapprochant de plus en plus. Amaigrissement notable. Fièvre. Décoloration des selles.

Entre dans le service de M. Reynier le 16 juin 1899.

Palpation du ventre, sur le bord externe du muscle droit, douloureuse.

Opération : 30 juin 1899. Incision sur le bord externe du muscle droit longue de 7 à 8 centimètres.

Vésicule introuvable. Adhérences nombreuses unissant l'intestin au foie. Le duodénum était remonté du côté du hile du foie. Je sens dans l'épiploon gastro-hépatique ou dans ce que je crois être cet épiploon une masse dure qui, dans mon idée, est le calcul. J'incise avec le bistouri les tissus qui la recouvrent. Extirpation, avec une pince, d'un calcul gros comme un noyau de pêche. Dès qu'il est extrait, une bile noire épaisse s'écoule par l'ouverture. Isolement préalable de la région, de gaze aseptique. Le calcul enlevé, je laisse cette gaze en place, formant une sorte d'entonnoir, au centre duquel, au fond, se trouve l'ouverture du canal cholédoque. Dans cet entonnoir, je place un drain, qui vient contre l'ouverture du cholédoque ; et laissant ce drainage en place, je referme la cavité péritonéale en laissant seulement l'ouverture nécessaire pour le drain et les mèches de gaze.

Suites opératoires simples. Pas de température. Écoulement de bile en grande quantité par le drainage. Ablation des mèches huit jours après. Le teint ne se décolore que très lentement, les urines restèrent identiques pendant quelques jours. Peu à peu les fèces se colorèrent. Au bout de quinze jours la malade allait tout à fait bien et la plaie abdominale se referma.

Le 20 août, deux mois juste après l'opération, la malade quittait le service complètement guérie, la fistule fermée. Je l'ai revue depuis, au mois d'octobre, elle avait engraissé de 22 livres.

Observation VIII

M. Routier. — Présentation de la malade à la Société de
chirurgie, le 17 juillet 1901.

*Ablation de la vésicule biliaire et d'une partie du cystique.
Cholédocotomie sans sutures. Guérison.*

M. C...., âgée de 42 ans, me fut envoyée le 8 juin pour une
crise hépatique avec fièvre, elle avait 39°2. Elle était vert bou-
teille, son ictère était très intense, ses matières étaient décolorées, ses urines très foncées contenaient cependant fort peu
de pigment biliaire. La défense musculaire au niveau de la
région de la vésicule biliaire empêchait tout examen. Après
dix jours de repos, la fièvre était tombée, toute la région de la
vésicule restait douloureuse, on devinait une masse dure au-
dessous : l'ictère persistait.

Le 18 juin, je pratiquai la laparotomie à travers le muscle
droit comme je le fais depuis très longtemps : mon incision est
parallèle à ses fibres, que je sépare par la sonde cannelée.

La vésicule fort petite est difficile à trouver, contient un petit
calcul : je détache cette vésicule et du foie et des intestins
en suivant le canal cystique, je finis par sentir fort bien, contre
la colonne vertébrale, une ou deux nodosités qui se déplacent et
me font bien l'effet de calculs.

Je prends alors la vésicule que je fends, et je suis ainsi la
muqueuse, je dépasse un rétrécissement fibreux très net, puis
après un ou deux coups de ciseaux sur le canal au delà du
rétrécissement je fais sortir par une marche rétrograde en les
pinçant entre les deux index profondément enfoncés les quatre
calculs que voici.

J'ai cru en avoir fait glisser un dans l'intestin. *Je n'ai rien
suturé* sur les voies biliaires : j'ai lié au catgut double la vésicule et le canal qui lui faisait suite, aussi loin que possible, et
j'ai extirpé la vésicule très atrophiée.

Puis j'ai placé un gros drain avec deux mèches placées au-dessus comme un plancher isolant l'intestin. Elle a perdu de la bile au début en grande abondance, cet écoulement a cessé le 3 juillet. Elle est cicatrisée depuis le 10 juillet où elle a quitté mon service.

Observation IX

M. Guinard. — Présentation d'un malade à la Société de chirurgie le 18 décembre 1901.

Volumineux et nombreux calculs de la vésicule biliaire et du canal cholédoque. Ictère chronique. Guérison.

Malade âgée de 58 ans. Adressée le 18 octobre par M. le docteur Thoinot avec le diagnostic d'ictère chronique d'origine calculeuse. Cette malade avait son ictère depuis le 11 décembre 1900. Ce qu'il y a de remarquable, c'est qu'elle n'a jamais eu de véritables coliques hépatiques : elle se plaint surtout de pesanteur dans l'abdomen et de tension dans l'hypochondre droit. Les urines sont rouges, les selles décolorées, et chaque semaine il y a des poussées fébriles avec 39 et 40 degrés de température. Trois semaines de séjour à Vichy ne font qu'aggraver cet état, et quand je la vois avec M. Thoinot, elle est dans un état de maigreur cachectique, qui me fait craindre un néoplasme du foie. Cet organe est gros, il dépasse de trois travers de doigt le rebord des fausses côtes. Il n'est en aucun point douloureux à la pression et on ne perçoit pas la vésicule biliaire.

Les démangeaisons tourmentent incessamment la malade, qui demande une intervention. Une laparotomie latérale pratiquée le 11 novembre, me montra la vésicule profondément rétractée sous le foie et contenant un gros calcul. J'incise ses parois sclérosées et j'extrais ce calcul lisse et arrondi, sans facettes, comme une grosse bille d'agate.

Il pèse 10 grammes et il a 28 millimètres de diamètre. Un

flot de bile sort aussitôt, en entraînant 20 petits calculs taillés à facettes, que je vous présente ici. Les voies biliaires sont très dilatées, et le doigt sent que le cholédoque est obstrué par un calcul très volumineux. Agrandissant l'incision de la paroi abdominale pour avoir du jour, je vais directement sur le cholédoque, et le bistouri met à jour le calcul que je vous présente : il pèse 6 gr. 65 et il a 24 millimètres de diamètre. Il est lisse et uni. J'ai terminé l'opération, comme à l'ordinaire, en mettant un gros drain dans le cholédoque avec des mèches de gaze stérilisée au-dessous. Un petit surjet au catgut ferme le fond de la vésicule biliaire. Tous ces calculs réunis pèsent 21 gr. 50.

Au bout de cinq jours, les mèches ont été enlevées, et le drain le neuvième jour. Les suites ont été très simples : l'ictère a disparu, et aujourd'hui, un mois après l'opération, la fistule est bien fermée et le malade reprend ses occupations.

C'est donc un nouveau succès à ajouter à l'actif de la cholédocotomie sans suture, c'est une observation de lithiase biliaire avec ictère chronique sans coliques hépatiques, qui montre combien le diagnostic est entouré de difficultés en pareil cas.

OBSERVATION X

(M. Picqué, communication à la Société de chirurgie,
23 avril 1902.)

Ictère chronique par rétention. Gros calcul du cholédoque. Cholédocotomie sans suture. Guérison rapide sans fistule.

Femme présentant depuis huit mois de l'ictère chronique par rétention. L'opération fut très laborieuse ; la vésicule biliaire, très atrophiée, était enfouie dans une masse considérable d'adhérences. Le cholédoque fut très difficile à isoler. Incision. Pas de sutures. Drainage avec un tube de caoutchouc. Apyrexie absolue. Au sixième jour le tube fut enlevé ; au huitième, la bile avait repris son cours. L'ictère est disparu et la plaie est en bonne voie de cicatrisation.

M. Picqué que nous avons vu le 15 mai 1903 a bien voulu nous mettre au courant de l'état de la convalescente. Elle n'a plus le moindre ictère, la fistule est complètement cicatrisée et l'opérée se trouve en excellente santé.

OBSERVATIONS

Inédites.

OBSERVATION XI

M. Schwartz.

Cholécystite calculeuse avec douleurs au niveau du creux épigastrique (Périhépatite). Cholédoco-cysticotomie avec drainage.

Mme B..., 69 ans, trois enfants. Ménopause à 42 ans. Il y a 21 ans péritonite. Il y a trois ans au mois de juillet une colique hépatique, très forte (on croyait à une péritonite).

Accès distants de deux à trois mois la première année.

Au mois de juillet de l'année suivante cure à Vichy. Bains. Pas de crises à Vichy. Deux mois après crises tous les mois. Trois saisons à Vichy. Grande crise au mois de juillet 1898 à Vichy le 13 juillet. 14 août crise violente. Pas d'appétit. Démangeaisons. Crises subintrantes après. Cinq fois en huit jours. Pendant quinze jours fièvre, température 39°5, frissons. Urines bilieuses. Matières décolorées. Nouvelles crises. Durée quatre heures, la dernière deux heures. Foie douloureux depuis le début de l'année. Pas de calcul dans les selles. Poids: 92 kgr. 900 grammes actuellement (sans être habillée). Le

14 juillet, 107 kgr. 600 grammes (habillée). 4 août 106 kgr. 600 grammes.

Femme grasse. Ventre fort. Douloureux au niveau de la vésicule biliaire et au niveau de l'épigastre. Périhépatite. Péricholécystite. Conseillons intervention. Traitement par l'huile d'olive à partir du mois d'août, 225 grammes, 200 grammes, 100 grammes. Arthritique. Un peu de toux pharyngée. Aucune fièvre en dehors des crises. Pas de crise depuis le 16 octobre. La dernière crise a duré deux heures. Vomissements. Douleurs dans les reins, dans le dos, pas de coliques, pas de frissons.

Les vomissements étaient bilieux. Examen des urines : normales.

Opération le 26 octobre 1898. — Chloroforme, assez facilement anesthésiée. A peine 60 grammes d'absorbés.

Laparotomie latérale. Epaisseur de la paroi ayant cinq centimètres de graisse. On découvre le bord du grand droit. Incision du péritoine. Foie à peu près normal. Vésicule profonde. On sent un gros noyau au niveau de son fond (Inflammatoire ou néoplasique ? Péritoine lisse à sa surface). Exploration par M. Michaux et moi. Pancréas augmenté de volume comme cirrheux. A la troisième exploration, je trouve un calcul gros comme une noisette, pris d'abord pour un ganglion. Mobile perpendiculairement derrière la vésicule, probablement siégeant dans le canal cystique, ou dans le cholédoque, M. Michaux me l'amène sous les yeux.

Incision du cholédoque puis expulsion. Drainage large avec quatre mèches iodoformées et un gros drain dans le cholédoque.

Je referme partiellement. Calcul gros comme une petite noisette et enclavé dans une sorte de poche où il se meut comme une souris articulaire.

1er jour. Après l'opération. Choc. Ecoulement de bile abondant. 1000 grammes de sérum. Température, 35°, 36°2, le soir le pouls faiblit.

2° jour. 500 grammes de sérum. Injection de caféine. La température monte à 38°. A six heures du soir encore choc. La bile inonde toujours le pansement.

3° jour. 500 grammes de sérum. Température, 37°2, maxima. A minuit pas de sérum. Bonne figure, une injection de caféine.

4° jour (29 octobre). Pansement. Bose biliaire, 37°2. Pouls : 104. Etat général assez bon, 350 grammes de sérum. A du mal à se remonter. Urines suffisantes un peu acajou (800 à 900 grammes). Le 31 octobre ablation des quatre mèches iodoformées. Retrait de deux centimètres de drain environ. La bile coule toujours beaucoup. Les matières fécales ne sont pas colorées. Les matières commencent à se colorer vers le 3 novembre.

Elles se colorent de plus en plus. On supprime le lait qui donne de la diarrhée. Toujours écoulement de bile par la fistule abdominale. La bile cesse de couler complètement vers le 7 novembre. Le 10 novembre au matin le pansement n'en contient pour ainsi dire plus. Excellent état local. Bourgeonnement. Bon état général. Appétit encore peu accentué. L'écoulement biliaire a duré 12 jours.

Depuis le quinzième jour environ, décharges urinaires (1 litre la nuit), 5 gr. 7 d'urée par litre. Le 23 novembre la malade se lève pour la première fois, excellent état général. Les décharges urinaires nocturnes continuent. En janvier 1800 il reste une petite fistulette entretenue probablement par un fil. Dans la soirée du 3 au 4 janvier 1800 la malade est reprise d'un nouvel accès fébrile, coliques hépatiques avec décoloration des selles et urines acajou. Probablement un calcul nouveau formé dans le diverticule impossible à réséquer ou dans les canaux hépatiques (?). A eu encore une crise huit jours après.

25 février. — Les crises ne se sont plus reproduites. Excellent état. Plus aucune infection. Mais la malade souffre d'une éventration et d'un petit trajet fistuleux de la partie supérieure

d'incision dû sans doute à un fil de soie. Expulsion du fil le 16 mars 1899. Fermeture rapide du trajet.

La malade a été revue par M. Schwartz en 1902. Son état est excellent.

Observation XII

(M. Quénu, 1899.)

Cholédocotomie sans sutures. Guérison.

S..., femme, âgée de 53 ans, plumassière. Père mort d'une attaque d'apoplexie à 72 ans. Mère morte à 55 ans de pneumonie.

Antécédents personnels. — Réglée à 14 ans. Ne perdait pas beaucoup chaque fois. Pendant deux jours seulement.

N'est plus réglée depuis trois ans. Coliques hépatiques à 19 ans. La malade n'a pas été jaune à la suite.

Grossesse à 21 ans. Enfant mort-né. A la suite de cet accouchement la patiente dit être restée malade pendant un an. Tous les jours à 5 heures elle était prise de violentes douleurs de ventre surtout du côté droit.

Ces douleurs commençaient par des frissons. A 25 ans fièvre typhoïde. Quatre mois après bronchite puis pneumonie. Variole la même année. Les années suivantes aucune maladie bien définie, mais pas bien portante. Maux d'estomac continuels A 47 ans a eu des accès de suffocation, un médecin appelé lui dit qu'elle a une maladie de cœur. Il y a deux ans au mois de juillet 1897, c'est-à-dire à 51 ans, crise de coliques hépatiques pour laquelle elle reste huit jours à l'Hôtel-Dieu. N'était pas jaune.

A sa sortie n'a pas eu d'autres crises mais n'avait pas d'appétit, digérait mal, souffrait de douleurs légères mais continuelles dans le ventre et à droite.

Autre crise le 4 juillet 1898. Reste 8 jours au lit. A été un peu jaune à la suite. 30 septembre autre crise. A beaucoup

souffert pendant cinq jours. Est devenue jaune le 6 octobre.
Depuis cette époque est toujours restée jaune sans autre crise.
Digérait très mal. Pas d'appétit. Vomissait beaucoup pendant
le mois de novembre. Essoufflements au moindre travail. Accès
de fièvre aux mois de novembre et décembre. Entre dans le service de M. Mathieu le 4 janvier. Entre dans notre service le
25 janvier.

Actuellement 26 janvier, la malade est toujours jaune. Conjonctives ictériques. Urines brunâtres. Au mois de décembre,
dit la malade, les urines étaient beaucoup plus brunes qu'actuellement. Les matières sont décolorées, blanches depuis cinq
semaines. Auparavant elles étaient verdâtres. Démangeaisons
sur tout le corps. Souffre de douleurs continues au niveau du
côté droit du ventre, au-dessous des fausses côtes. Ces douleurs sont sourdes, peu localisées. Digère très mal, a toujours
envie de vomir. Très constipée. Elle est dyspnéique et ne peut
rester couchée, obligée de s'asseoir sur son lit. Insomnie
depuis trois mois. Dort à peine une heure chaque nuit.

Poids : 50 kilog. 800 grammes.

Foie : La limite supérieure du foie répond à un travers
de doigt au-dessous de la mamelle. Son bord inférieur ne
dépasse pas les fausses côtes. Diamètre vertical du foie égal à
peu près à 7 ou 8 centimètres.

Cœur : Battements bien frappés. Bruit de galop. Pas de
souffle.

L'auscultation du poumon ne révèle rien.

Opération le 13 février 1900.

Incision médiane de l'appendice xiphoïde à l'ombilic. On
tombe sur des adhérences épiploïques masquant le foie. Après
les avoir détachées, la palpation fait nettement sentir un calcul
à l'extrémité duodénale du cholédoque. Recherche de l'anse
duodénale. Incision au niveau du calcul. Impossibilité de trouver l'ampoule de Vater et d'amener le calcul à l'extérieur.
Suture des parois duodénales. Incision du cholédoque. Pour
l'atteindre on est obligé d'inciser le tissu pancréatique ; le cho-

lédoque ouvert, le calcul de la grosseur d'une bille est facilement extrait. La bile ne s'écoule pas à travers l'orifice. Tout autour de l'orifice du cholédoque formation d'une petite cupule avec l'épiploon. Drainage du cholédoque et suture de la paroi abdominale.

Suites opératoires : Le lendemain 14 février pas de bile, à l'endroit du cholédoque. L'ictère a légèrement diminué. Urines foncées : 300 grammes. Le 15 la bile coule à l'extérieur et tache le pansement. Très verte. Les cultures de bile permettent de constater dans la bile la présence du coli bacille. Les urines s'élèvent à 1.300 grammes. Les matières fécales commencent à être colorées à partir du 11 mars. Le 14 mars enlèvement d'un fil profond, le 16, vomissements abondants. Puis l'état général s'améliore progressivement. La malade qui pesait 59 kilog. 750 grammes le 23 janvier, date de son entrée, pèse 60 kilog. le 25 mars et 64 kilog. 350 grammes le 21 mars 1899, date de sa sortie.

OBSERVATION XIII

(M. Quénu.)

Cholédocotomie sans sutures pour coliques hépatiques
multiples. Guérison.

Mme K...., âgée de 68 ans, entre à la salle Pasteur le 23 mai 1899. Rien à signaler au point de vue de ses antécédents héréditaires.

Au point de vue des antécédents personnels, jamais de maladie sérieuse. Au mois de juillet 1896, colique hépatique : la malade reste jaune pendant un an. Depuis ce moment coliques fréquentes venant à intervalles irréguliers. Dernière colique au mois d'avril 1899. Au moment des coliques, douleurs vives dans l'hypochondre droit, qui s'irradient en arrière et vers l'épaule droite, à chaque colique vomissements abondants.

Actuellement, le long du bord externe du grand droit, on sent une petite masse dure. Urines biliaires. Matières décolorées. Poids de la malade, 55 kilogr.

Opération le lundi 29 mai 1899.

Laparotomie. On arrive sur le cholédoque où l'on sent un calcul. Incision du canal sur la concrétion. On extrait le calcul. Aucune suture n'est pratiquée. On laisse un drain dans l'ouverture cholédoquienne et on referme la paroi abdominale en ménageant un passage pour le drain. Un litre de sérum le jour de l'opération.

Les urines qui ne s'élevaient qu'à 500 grammes le lendemain atteignent un litre quatre jours après.

Le drain est bientôt enlevé. Les fils sont enlevés le 9 juin. Le 23 juin elle pesait 55 kilogr., c'est-à-dire le même poids qu'avant l'opération.

OBSERVATION XIV

(M. Quénu.)

Cholécystotomie et cholédocotomie sans sutures
pour obstruction calculeuse. Guérison.

J'ai opéré au mois d'avril 1899 une dame âgée d'une quarantaine d'années souffrant depuis quelques mois de douleurs dans l'hypochondre droit et dans le flanc, n'ayant jamais eu la jaunisse. Cette malade me fut adressée par le docteur Legendre. J'avais pensé chez elle à de la lithiase de la vésicule biliaire, quand brusquement elle fut prise un jour de phénomènes d'obstruction du cholédoque. La malade devint jaune complètement, présentant une intolérance absolue pour toute espèce d'aliment.

Les matières fécales devinrent complètement décolorées. Les urines étaient acajou. Je fus pour ainsi dire forcé de l'opérer d'urgence au commencement de la semaine qui suivit. Je reti-

rai les calculs de la vésicule biliaire et du cystique et constata
que le canal cystique était très rétréci, ne donnant pas lieu à un
écoulement de bile. Le cholédoque fut incisé sur un gros calcul
qu'on sentait et deux drains furent placés, l'un dans la vésicule
biliaire, l'autre au niveau du cholédoque. Le drainage des
voies accessoires fit peu de chose, il ne donna issue qu'à très
peu de liquide biliaire. La perméabilité du cholédoque se réta-
blit à la fin de la deuxième semaine qui suivit l'opération. La
malade sortit alors guérie de la maison de santé (rue Bizet).
La cicatrice ne fut absolument complète que très longtemps
après à cause de l'élimination d'un petit fil, car je ne me servais
pas de catgut à ce moment.

OBSERVATION XV

M. Reynier.

Cholédocotomie sans suture. Mort.
Ictère par obstruction calculeuse.

Femme M. P..., journalière, lit n° 23, salle Gosselin, âgée
de 46 ans, est entrée le 25 septembre à l'hôpital pour un ictère
datant de six mois. La malade en attribue le début à une émo-
tion.

Actuellement l'appétit est nul, les forces précaires, les matières sont blanches et crayeuses, les urines très foncées
donnent la réaction caractéristique de Gmelin. A l'examen
local du foie, on constate que cet organe dépasse les fausses
côtes de toute la largeur de la main

Pendant les quinze jours que la malade reste en observation,
les matières n'ont aucune tendance à se colorer, les urines
restent foncées, l'état général devient de plus en plus mauvais ;
on décide l'opération, le diagnostic d'ictère par obstruction
étant porté.

Opération. — Longue incision sur le bord externe du grand

droit, on tombe sur une vésicule très dilatée : on l'incise et il s'écoule du pus mélangé avec de la bile en grande quantité. L'on retire plusieurs calculs très facilement. Mais en palpant très soigneusement le canal cystique dans tout son trajet, l'on sent au niveau de son abouchement dans le cholédoque un calcul si intimement encastré dans le canal qu'il est impossible de le ramener par la vésicule. Force est d'inciser le canal sur le calcul. Tout autour du canal, noyau d'induration très marqué. Drainage minutieux de la plaie.

Suites opératoires. — Dès le lendemain, la malade se sent mieux, et de fait ses matières restées crayeuses pendant six mois se colorent abondamment. Ce mieux continue jusqu'au 5ᵉ jour, où décès rapide au milieu de phénomènes péritonéaux.

Autopsie. — Le surlendemain 25 octobre, autopsie.

Ventre météorisé, petite quantité de pus. Le foie est enlevé concurremment avec les organes de l'espace abdominal supérieur. On étale le foie en lui laissant ses rapports avec le pancréas, le duodénum et la rate de manière à pouvoir examiner facilement ses conduits d'excrétion.

On en pratique le cathétérisme par le duodénum incisé sur son bord libre.

On constate que la perméabilité du canal était rétablie ; que l'incision faite sur le calcul avait porté juste sur le canal cholédoque et que les noyaux d'induration sentis au cours de l'opération existaient bien réellement. M. Reynier pense que ces noyaux sont le résultat d'une inflammation péricanaliculaire développée autour du calcul enclavé dans le cholédoque ; néanmoins il en fera pratiquer l'examen.

Observation XVI (résumée).

M. Quénu.

Cholédocotomie sans sutures chez une malade atteinte de rétention biliaire et de pleurésie putride. Guérison.

Je fus appelé à la fin du mois de février 1901 par le docteur Hirtz auprès d'une dame atteinte de fièvre (38° 5 à 39° le soir) et de tous les phénomènes classiques de la rétention biliaire depuis une quinzaine de jours. Elle avait présenté antérieurement depuis très longtemps des coliques hépatiques. En outre, cette malade était sujette à des crises d'étouffement avec douleur de côté excessivement intense dans l'hypochondre droit et dans l'épaule droite. Son état général était détestable, elle urinait à peine 3 à 400 grammes d'urine par jour. Pensant à une poussée d'angiocholite d'origine vésiculaire je conseillai l'expectation provisoire jusqu'à ce que les phénomènes fébriles fussent tombés. Au bout de quinze jours l'état empire et je dus me résoudre à une opération faite en pleine fièvre et dans les plus mauvaises conditions. L'opération fut faite quinze jours avant Pâques 1901. Par une incision latérale, je constatai l'atrophie de la vésicule biliaire sans aucun calcul dans son intérieur. Le cholédoque exploré contenait un calcul mobile et dont la fixation fut difficile. Drainage du cholédoque, pas de sutures. Huit jours après la circulation biliaire se faisait par l'intestin et il ne sortait plus une goutte de bile par la plaie. Dix jours après l'opération la cicatrisation était complète. Mais la malade fut reprise de poussées fébriles et d'accès d'oppression et dans le haut de la cicatrice il s'écoula quelques gouttes de pus excessivement fétide. M. Branca qui me remplaçait pendant les vacances de Pâques agrandit légèrement l'ouverture et constata que le trajet se dirigeait dans les fausses côtes. M. Hirtz avait constaté l'existence d'une pleurésie enkystée à la base du poumon droit et fit des

ponctions exploratrices qui restèrent infructueuses, quand environ trois semaines après la sortie de la maison de santé, il se
produisit une vomique.

Une ponction faite au niveau de l'espace interlobaire donna
issue à quelques gouttes de pus. Nous excisons deux fragments
de côte et nous arrivons dans une cavité pleurale qui était un
foyer renfermant du pus absolument putride (pleurésie enkystée
gangréneuse).

Après bien des péripéties la malade finit par guérir, sa fièvre
disparut et elle alla se reposer à la campagne près Paris.

Actuellement, il lui reste un trajet fistuleux thoracique, mais
à aucun moment il ne survint un accident quelconque du côté
intestinal et biliaire. La plaie abdominale resta toujours fermée.
Il n'y eut à aucun moment d'accès douloureux du côté des vaisseaux biliaires et pas de jaunisse. Il nous paraît certain d'après
les commémoratifs et l'évolution des lésions que la pleurésie
putride préexistait à l'opération et avait compliqué une lithiase
biliaire comme cela a été observé dans les cas de Barth.

OBSERVATION XVII

M. Reynier.

Cholédocotomie sans suture. Guérison.

X...., âgée de 30 ans, vient me trouver à ma consultation le
5 février 1901 pour un ictère datant de deux mois. Elle nous dit
nettement avoir eu à plusieurs reprises des crises de douleurs
s'irradiant du côté de l'épaule, que son médecin avait diagnos-
tiquées être des crises de colique hépatique. Elle a le dégoût profond de la nourriture et a maigri. Ses téguments sont ictériques,
ses conjonctives sont colorées et ses urines sont acajou. A la
palpation on sent, dans la région de la vésicule biliaire, une
tuméfaction douloureuse. Mais cette tuméfaction n'est pas limi-
tée, elle est diffuse. On ne perçoit pas, en la palpant, les con-

tours d'une vésicule distendue et on pense plutôt à de la péritonite adhésive péricystique.

Etant donné l'âge, la bonne santé antérieure de la malade, l'existence de ces crises antérieures de colique hépatique, la marche rapide datant de deux mois, l'ictère qui est survenu brusquement, je pense à des accidents calculeux et rejette l'idée de néoplasme.

Opération. — Le 20 février, à la maison de santé, par une incision le long du muscle droit au niveau de la tuméfaction, je pénètre dans la cavité abdominale. Je trouve l'épiploon et l'intestin adhérant au bord antérieur du foie et à la vésicule. Avec la spatule, j'arrive péniblement à les libérer. La vésicule apparaît alors petite, elle ne contient, à la palpation, aucun calcul. Je cherche alors l'épiploon gastro-hépatique; mais pour me donner du jour je suis obligé de faire une incision transversale sectionnant la moitié du muscle droit en travers. Je peux ainsi arriver à sentir le bord de l'épiploon gastro-hépatique, et en le soulevant, une grosseur du volume d'une noix. Pendant que deux aides m'écartent l'intestin par en bas et en dedans, j'arrive péniblement, en soulevant cette grosseur, à la faire apparaître au fond du champ opératoire et je me décide à inciser dessus, faisant une incision d'abord petite, qui fait apparaître un calcul; j'agrandis alors l'incision et, avec une pince, j'extrais un calcul du volume d'une petite noisette.

Dès que celui-ci est enlevé, la bile s'écoule, n'ayant pas enlevé mon doigt qui soulevait la tumeur, et qui ainsi faisait bâiller la plaie.

Je place juste devant elle un drain entouré d'un gros drain à côté, je referme le ventre en laissant une ouverture large pour mon drainage. Pansement avec la gaze stérilisée. Le soir de l'opération, température: 38°4, pouls: 100. Injection de sérum. Injections de morphine.

21 février. — Pouls: 96, matin, T.: 38°6. Soir, pouls: 102, T.: 37°4.

22 février. — Pouls: 96, matin, T.: 38°9. Soir, T.: 37°6.

23 février. — Purgations. Pouls : 92, matin. T. : 37°6. Soir : 37°4.

A partir de ce moment, les suites sont normales.

L'écoulement de bile se fait facilement pendant les premiers jours. Au bout de cinq jours, la température montant un peu, 38°, j'enlève les deux drains et la mèche extérieure, laissant le drain assez gros qui se trouve en face l'ouverture du canal.

Malgré l'abondant écoulement de bile, ce n'est que huit jours après l'opération que nous vîmes le teint se décolorer. Mais les urines plus rapidement devinrent normales, car dès le cinquième jour elles cessaient d'être acajou. La première selle amenée par la purgation fut décolorée. Mais peu à peu les fèces se colorèrent et, vers le quinzième jour, elles prenaient la coloration normale. La malade quittait la maison de santé deux mois après l'opération, complètement guérie.

OBSERVATION XVIII

(M. Quénu.)

Cholédocotomie sans sutures pour obstruction calculeuse du cholédoque. Guérison.

Mme G..., le 10 mars 1901, voit survenir un ictère brusque la nuit et bientôt suivi d'un prurit intense.

Aucune souffrance. Traitement médical par un de mes confrères qui n'obtient aucun résultat. La malade va consulter le professeur Hutinel. Celui-ci écrit sur son ordonnance le diagnostic suivant : « 20 mai 1901. Ictère assez foncé ; peu de bile dans l'urine. Rétention biliaire par obstruction du cholédoque. Vésicule biliaire volumineuse, sensibilité profonde au palper. » Comme traitement, rien de particulier sinon sa complète inefficacité. Toujours pas de phénomènes douloureux, quand le 27 août 1901, crises hépatiques durant trois jours, avec tous les caractères de coliques hépatiques. Après cette crise, cessation complète des symptômes douloureux pendant quinze jours. Puis reprise de douleurs, mais légères, intermittentes, survenant à un ou plusieurs jours d'intervalle et durant de quelques heures à un jour plein. Il y a deux mois environ la malade est soumise à l'action de tous les cholagogues sans le moindre résultat. Les matières fécales décolorées le demeurent complètement. L'ictère augmente plutôt d'intensité, le prurit est continu et intense, les urines sont acajou foncé, renfermant une assez grande proportion de pigments. L'amaigrissement continue.

Aujourd'hui la malade a perdu depuis le début de la maladie (10 mars 1901) 34 kilogrammes.

C'est une femme extrêmement nerveuse et active qui continue pourtant à pouvoir satisfaire ses besoins d'activité incessante.

Opération en février 1902, un mois après qu'elle nous fut adressée. Nous lui avons enlevé par une incision latérale plusieurs calculs. Ces calculs sont au nombre de six dont deux énormes, gros comme de petites noix ; un troisième est du volume d'une noisette, les trois autres sont plus petits. Ils sont relativement légers, taillés en facettes. Une particularité intéressante à noter, c'est que M. le professeur Hutinel avait trouvé au palper une vésicule distendue. La saillie qu'il avait prise pour la vésicule était constituée par un lobe du foie spécial sur lequel nous faisons actuellement des recherches avec M. Dujarier. Au contraire, la vésicule était ratatinée, renfermant un calcul. La longueur de la vésicule était de 2 ou 3 centimètres. Drainage du cholédoque sans aucune suture. Au bout de 12 jours la malade cesse de perdre de la bile et elle sort complètement guérie, le 18e jour, de la maison de santé. La plaie était complètement cicatrisée. Il ne restait qu'une petite croûte sèche.

OBSERVATION XIX

M. Schwartz.

Cholédocotomie sans sutures. Guérison.

Cette malade fut présentée à la Société de chirurgie le 10 juillet 1901. Son observation ne fut que résumée, M. Schwartz a bien voulu nous la communiquer *in extenso.*

Mme C..., âgé de 48 ans, entrée le 28 mars 1901.

Antécédents héréditaires : Père mort à 62 ans de maladie inconnue. Mère morte d'affection cardiaque à 44 ans.

Antécédents personnels : Réglée à 13 ans chaque fois pendant 2 jours. Migraineuse. Variole à 19 ans.

Mariée à 19 ans. 8 enfants tous bien portants sauf une fille morte à la suite d'une chute. Accouchements faciles. Dyspepsie flatulente depuis 22 ans. Renvois acides. Régurgitations. Sensation de gonflement. Plénitude de l'estomac. Quelques douleurs rhumatismales. Toujours anémique. Soignée par le fer. Fièvre typhoïde en 1900. Dura trois mois avec 2 rechutes. Traitement : quinine, glace sur le ventre. Après cette fièvre deux mois de santé parfaite.

Histoire de la maladie. — Subitement il y a 8 mois elle fut prise de douleurs au creux de l'estomac avec suffocations. Pas d'irradiations. A la fin d'octobre 1900 elle fut prise le soir d'un frisson avec maux de tête.

Le foie était volumineux mais pas très douloureux. 15 jours après deuxième crise caractérisée par de violentes douleurs au creux épigastrique avec irradiations dans les reins. Le lendemain ictère. Ces crises reviennent tous les 8 jours. Urines noires, mousseuses, abondantes.

Décembre et janvier : les matières se décolorent.

Régime lacté institué sans succès depuis décembre. Les crises sont continues. L'ictère devient très intense. Amaigrissement de 15 livres. Depuis février les crises s'espacent tous les 3 jours puis tous les 15 jours. Les règles qui manquaient depuis 4 mois reviennent après une piqûre de morphine. 4 règles depuis la fièvre typhoïde.

En mars pas de coliques. Règles. Depuis avril coliques deux fois par mois, très violentes. En mai, 2 coliques par semaine. L'ictère augmente après chaque crise. Démangeaisons. État actuel :

Examen de la perméabilité rénale au bleu de méthylène : Injection à midi 1/2 de 2 centimètres cubes de bleu dans le creux trochantérien.

A 1 heure première apparition très foncée.

A 2 heures soir très foncée.

A 3 — —

A 4 — —

A 5 — —

A 6 — —

A 7 — —

A 8 — —

A 10 heures 1/2 la teinte s'éclaircit.

A 1 heure 1/4 du matin l'urine est presque claire.

A 5 heures matin redevient un peu plus foncée.

Les douleurs sont continuelles, calmées seulement par des injections de morphine. Les crises se renouvellent plusieurs fois par jour. Besoin de dormir subit. Pas de goût âcre dans la bouche. Pas de xanthopsie. La malade est toute jaune, les conjonctives sont très ictériques.

Le foie est douloureux descendant au-dessous de la limite des fausses côtes, 14 centimètres en hauteur et 21 en largeur. On ne sent pas de vésicule biliaire.

Rate un peu développée. Poumons : rien aux bases. Cœur normal.

Opération le 13 juin 1901. Chloroforme. Incision paramédiane droite depuis l'appendice xiphoïde à deux travers de doigt au-dessous de l'ombilic. Au cours de l'opération on branchera sur elle une incision perpendiculaire à deux centimètres au-dessous des fausses côtes et longue de cinq centimètres. Incision des parois. Incision et ouverture du péritoine. Le côlon transverse près de l'angle droit, apparaît adhérent à la face inférieure du foie. Libération difficile des adhérences. La vésicule biliaire est réduite à l'état d'une petite ampoule, grosse comme une noix. Elle est entourée d'un tissu graisseux présentant par places un aspect caséeux. En un point, particulièrement au pôle supérieur légèrement décollé de la vésicule, il sort un peu de pus et après évacuation, on voit un orifice large comme la pulpe des doigts que l'on tamponne à la gaze. Au même niveau, on remarque qu'en détruisant les adhérences on a ouvert la capsule du foie. On peut voir le petit épiploon par sa face antérieure. Mais il est impossible faute de points de repère de passer le doigt en arrière. Pour exécuter cette manœuvre on dilacère le feuillet péritonéal avec la sonde cannelée en lésant une veine. L'hiatus de Winslow n'existe plus. On immobilise le calcul qui fuit en haut et en bas entre deux pinces. Le doigt passé en arrière le repousse en avant, et, sur sa saillie, on va pouvoir inciser le cholédoque.

Conclusions.

Nous avons essayé de montrer dans ce petit travail, observations à l'appui, que:

1° *Au point de vue des indications opératoires, le diagnostic de lithiase cholédoquienne se heurtant souvent à de grosses difficultés, il faut, en cas de doute, décider l'intervention sanglante. En cas d'erreur, si l'opération a été aseptique, on aura pratiqué, somme toute, une laparotomie exploratrice qui aura eu l'avantage d'éclairer le diagnostic et de permettre ainsi une thérapeutique appropriée.*

2° *Au point de vue de la technique opératoire, il faut établir une zone d'adhérences autour de l'incision cholédoquienne, laisser le cholédoque ouvert, le drainer directement au moyen d'un tube de caoutchouc introduit dans la plaie même du canal (ou au contact, si l'introduction est impossible), et débouchant à l'extérieur par l'ouverture de la paroi abdominale; avoir soin d'entourer ce tube de compresses aseptiques.*

3° *Au point de vue des résultats obtenus, meilleurs que*

ceux que l'on obtient avec la suture : on évite d'allonger une opération sur un sujet déjà affaibli; on évite tous les accidents que peut entraîner la cholémie engendrée par la suture, le cholédoque s'oblitérant de nouveau par la tuméfaction de sa muqueuse épaissie et enflammée. On évite des manœuvres inutiles pouvant être graves sur des parois déjà friables. On évite de laisser des fils qui, en somme, constituent de véritables corps étrangers On évite aussi et surtout que la bile ne fasse sauter les sutures et ne s'écoule dans le péritoine. On évite enfin et quoi qu'on en ait dit, la fistule biliaire.

4° La cholédocotomie sans sutures est l'opération de choix quand il faut intervenir pour lithiase cholédoquienne.

Bibliographie.

HOCHENEGG. — Wiener Klin. Wochen., 1891.

BLAND SUTTON. — Rev. de chirurgie, Terrier, 1892.

DUNCAN. — Edimb. med. Journal, 1893.

YVERSEN. — Rev. de chir., Terrier, 1893, p. 81.

THIRIAR. — Gazette hebdom., 12 août 1894.

LEPETIT. — Thèse, 1894.

JABOULAY. — Thèse Jourdan, 1895.

JOURDAN. — Thèse, 1895.

QUÉNU. — Société de Chirurgie, 24 avril 1895.

MORISON. — Annals of Surgery, mai 1895.

ELLIOTT. — Annals of Surgery, 1895.

QUÉNU. — Progrès médical, 1895.

QUÉNU. — Revue de chirurgie, 1895 (note sur l'anatomie du cholédoque).

ARBUTHNOT LANE. — Lancet, 2 mars 1895.

MICHAUX. — Société de chirurgie, p. 358, 1895.

HARTMANN. — Thèse Mignot, Paris, 1896.

GÉRARD-MARCHANT. — Société de chirurgie, 3 juin 1896.

QUÉNU. — Soc. de chir., 24 juin 1896.

MICHAUX. — Soc. de chir., p. 430, 1896.

VAUTRIN. — Revue de chirurgie, 1896.

QUÉNU et CLAISSE. — Mémoire Soc. de chir, 1897.

Bishop. — Medical chronicle, avril 1897.

Kehr. — Munchen medic. Wochensch., 1897, p. 427.

Mayo Robson. — Diseases of Gall Bladder, 1897.

Kehr. — Versamml. d. Gesell. deut. naturf. u. Aerzte Brunschweig, 1897.

Michaux. — Soc. de chir., p. 704, 1897.

Quénu. — Soc. de chir., juin 1898.

Delagenière H. — Congrès français de chir., 1898.

Robson (A. W. M.). — Brit. M. J., London. 1898.

Langenbuch. — Deutsche med. Wochensch., 1898.

Haasler. — Gesellch. f. chirurg. Berl. (126-131), 1898.

Kehr. — Sammlung Klinischer Vortrage (n° 225), 1898.

Michaux. — Soc. de chir., p. 691, 1898.

Ricard. — Soc. de chir., juin 1898.

Schwartz. — Soc. de chir., 1898.

Routier. — Soc. de chir., 1898.

Reynier. — Congrès de chir., 1899.

Kehr. — Berlin. H. Kornfeld, 1899.

Kehr. — Archiv f. Klinische chirurgie. Bd. lviii, p. 470, 1899.

Battle. — Med. Press. et Cire. Lond. m. s. (xvii-37), 1899.

Troitzky. — Boluitsch Gaz. Botkina. St-Pétersbourg, 1900.

Deaver. — Phil. M. J. vi (650-652), 1900.

— Loire méd. Saint-Étienne (38-40), 1901.

Absron. — Lyon méd. (416-419), 1901.

Routier. — Soc. de chir., juillet 1901.

Schwartz. — Soc. de chir., juillet 1901.

Guinard. — Soc. de chir., décembre 1901.

Picqué. — Soc. de chir., avril 1902.

www.ingramcontent.com/pod-product-compliance
Ingram Content Group UK Ltd.
Pitfield, Milton Keynes, MK11 3LW, UK
UKHW020330130726
13696UKWH00003B/1253